漫谈

MANTAN
YUNDONG SUNSHANG
YU FANGHU

运动损伤与防护

朱威宏　李丁　董文婧　主编

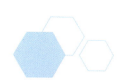

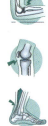

化学工业出版社

·北京·

内容简介　　本书采用大众喜闻乐见、通俗易懂的形式，从常见的膝、肩、手腕、肘、足踝、髋、背等部位出发，精选日常生活中常见的40余个典型运动损伤案例，每个案例以小故事的形式展开，反映实际生活场景中常见运动损伤，深入浅出地介绍基础医学常识，帮助读者正确判断运动损伤。此外，回答了运动和手术的一些常见疑问，旨在为读者提供运动损伤的自我预防、紧急处理、规范治疗及康复等方面的专业指导与帮助。

本书可供广大健身及运动爱好者阅读。

图书在版编目（CIP）数据

漫谈运动损伤与防护 / 朱威宏，李丁，董文婧主编.

北京 ： 化学工业出版社，2025. 8. -- ISBN 978-7-122

-48214-3

Ⅰ. R873

中国国家版本馆 CIP 数据核字第 2025N39K02 号

责任编辑：孙高洁　戴小玲　刘　军

文字编辑：林玥彤　张晓锦

责任校对：李雨晴

装帧设计：王晓宇

出版发行：化学工业出版社

　　　　　（北京市东城区青年湖南街13号　邮政编码100011）

印　　装：天津千鹤文化传播有限公司

710mm×1000mm　1/16　印张9　字数141千字

2025年8月北京第1版第1次印刷

购书咨询：010-64518888

售后服务：010-64518899

网　　址：http://www.cip.com.cn

凡购买本书，如有缺损质量问题，本社销售中心负责调换。

定　　价：49.80元

本书编写人员名单

主　　编： 朱威宏　李　丁　董文婧

副 主 编： 毛敏之　刘梦姣　李文钊　侯　敏　廖乐乐　揭　硕

参编人员： 邓　婷　王　玥　王斯斯　付　婷　朱可为　刘　骞
　　　　　　刘星宇　刘开宇　许镇木　李　卉　陈岳明　陈　柱
　　　　　　张旖旎　罗　叶　周　鼎　胡胜辉　钟伟靖　段艳花
　　　　　　贺雨晨　唐得洲　阎思卉　彭　霞　梁飚绵　蒋　凯
　　　　　　褚元鑫　翟龙祥

插　　图： 周紫微

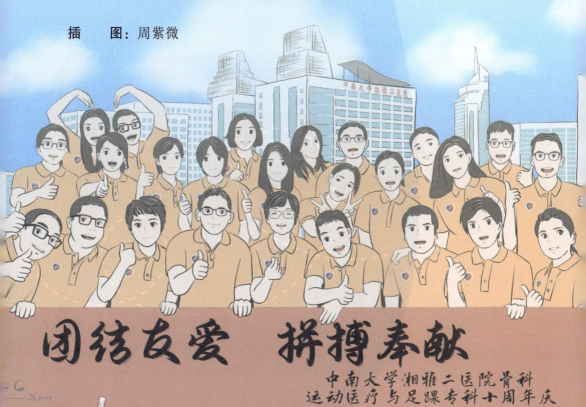

团结友爱　拼搏奉献

中南大学湘雅二医院骨科
运动医疗与足踝专科十周年庆

近年来，响应国家全民健康的号召，各种体育运动蓬勃开展，运动损伤也愈发常见，运动医学与关节镜技术的发展也突飞猛进，成为了最富朝气的领域之一。中南大学湘雅二医院骨科运动医学团队结合长期大量临床工作的实践经验和最新进展，主持编写完成这本科普书籍。旨在为广大爱好运动的读者提供运动损伤的自我预防、紧急处理、规范治疗及康复等方面的专业指导与有力帮助。

　　众所周知，现代奥林匹克运动对运动医学的推广至关重要。中国运动医学在 2008 年北京夏季奥运会的成功举办后，开拓进取、硕果累累。2022 年北京冬奥会对中国冰雪运动的普及功不可没。2024 年在巴黎奥运会上，中国奥运健儿斩金夺银，让中华民族的自豪感和自信心再度升华。潘展乐、郑钦文、马龙、全红婵等知名运动员更是得到全世界朋友的喜爱。

　　中南大学湘雅二医院骨科运动医学起步较早。孙材江教授在 20 世纪 70 年代末开始推广关节镜技术，是国内最早引进关节镜技术的先驱之一，中南大学湘雅二医院也成为全国第一批开展关节镜技术的六家医院之一。几十年来，几代人薪火相传、锐意进取，为我国运动医学领域培养了很多优秀的专业技术人才。目前，该院骨科运动医学团队在朱威宏教授的带领下不断壮大，已成熟开展膝、髋、踝、肩、肘、腕六大关节的镜下手术以及关节镜在关节外的应用，在国内享有较高的学术地位。

　　该书编写人员全部是从事骨科和运动医学多年的一线医护人员，内容有很好的可读性和创新性，故该书是一本既通俗易懂，又科学实用的运动损伤科普读物。编者们将他们热爱的工作以另一种新颖的形式呈现给读者朋友，也是对"公勇勤慎、诚爱谦廉、求真求确、必邃必专"的湘雅精神的实践。

　　我喜欢运动，也热爱读书。运动对身体健康的益处颇多，包括改善睡眠、控制体重、延缓衰老、增强大脑功能、降低患癌风险等。读书的益处也很多，可以观古今、知进退、明得失。希望该书能够帮助读者正确识别运动损伤并进行正确防治，让大家能够"热爱运动，科学运动，开心生活"。

中南大学副校长

2025 年 2 月

夜深篱落，品茗读书。写一本关于运动损伤的科普书一直是我和我的团队的愿望。运动是生命最活跃、最鲜明的表现形式，运动损伤也如影随形，而运动医学也随之孕育和发展。可以说，运动医学在中国历史上源远流长，"五禽戏""八段锦""易筋经"以及祖国传统医学的推拿按摩，甚至流派众多的武术和中医正骨，都与中国运动医学的萌芽和成长关系紧密。

　　运动医学作为一门学科快速发展，现代奥林匹克运动对其起到了至关重要的推动作用。中国的运动医学真正得到重视是1949年以后，并在中国重返奥林匹克大家庭后得到不断巩固。2008年北京奥运会的成功举办，让中国运动医学得到极大发展，且以全新的面貌真正走向世界，自此不断开拓进取、勇攀高峰。2022年北京冬季奥运会的顺利举行，也让中国冰雪运动渐渐走入大众视野。

　　与此同时，"全民小康""全民健康"等国家战略重磅推出，以及人民生活水平不断提高，热爱运动的人越来越多。不分年龄、不分地域，跑步、打球、游泳、瑜伽等已经成为新的时尚。强身健体、燃烧"卡路里"也慢慢成为大家热议的话题。各地马拉松长跑活动如雨后春笋，户外徒步探险给大家带来了无穷的乐趣，健身房挥汗如雨也让人有些上瘾，广场上的大妈个个神采奕奕，还有怡情逸致的太极和钓鱼……可以说，多姿多彩的体育运动极大地丰富了人们的业余生活。

　　但是，不科学、不正确的运动方式往往会造成运动损伤。运动损伤是运动过程中发生的，与运动项目、技巧、强度、个人素质及装备密切相关的一类人体组织器官损害。近年来，骨科或者运动医学科门诊的患者越来越多。踢球导致前交叉韧带断裂，下楼梯导致踝关节损伤，打篮球导致跟腱撕裂，就连没做剧烈运动的大叔大妈也可能出现肩袖损伤……在门诊、病房，甚至在社交媒体上经常会有人询问，怎样做好运动防护，减少运动时的损伤；经受运动损伤早期如何康复、规范锻炼。此外，运动处方、科学训练与选材、运动营养、运动医学专业人才的培养、医务监督、重大赛事医疗保障等，都越来越受到重视。

中南大学湘雅二医院骨科运动医学团队一直以"患者获益为先"作为医疗理念，同时积极致力于科学系统且通俗易懂的科普知识的推广。为方便推广，团队除了运用通俗易懂的语言系统整理易学易会的知识外，还精心设计了一个生动立体的人物形象"酷灵铠"。通过讲述酷灵铠身边发生的故事，深入浅出地给广大喜欢运动、热爱运动的人们讲解运动损伤防护、识别、诊疗和康复知识。

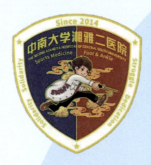

酷灵铠是英文"cunning kid"的中文音译，意思是聪明、调皮的小孩，既活泼可爱，又淘气捣蛋。酷灵铠是一个祥云环绕、跨栏超越、执镜向前的丰满形象，其创作灵感主要来源于三个人物形象：神话人物哪吒、奥运英雄刘翔和治病祛疾的运动医学大夫。

哪吒是我国家喻户晓的古代神话人物，他孩童的形象会让读者心生亲近。哪吒调皮捣蛋的脾性，与近来运动损伤性疾病在儿童和青少年人群中越来越多见也相映成趣。刘翔是大家耳熟能详的奥运英雄，他创造的奥运会纪录至今未被打破，极大地激发了国人的民族自豪感。而他从事的运动项目也和运动医学的宗旨不谋而合：跨越障碍，超越自己，共赢未来。最后一个形象元素来源于我们自己。身穿白大褂的酷灵铠象征着兢兢业业奋战在一线、平凡而普通的运动医学医务人员，酷灵铠手中的关节镜正是运动医学大夫斩疾除病的利器法宝。

本书编者全部是从事骨科和运动医学多年的一线医务人员。此外，本书配以近百幅生动有趣的插画和典型的病例图片，力求为大众提供一本专业、系统、实用、科学的运动损伤科普读物。

随着"体医融合""体卫融合"等理念持续推向深入，"运动是良方"的观念必将更加深入人心。希望本书能够帮助读者正确识别运动损伤并进行正确防治，让读者能够"开心运动，健康生活"。

感谢各位编者、画师的付出，本书能顺利付梓，离不开大家的支持。希望我们在未来也能精诚合作，为大众带来更多更好的运动损伤的防护理念和方法。

朱威宏

2025 年 1 月

目录
CONTENTS

第二部分

运动和手术那些事儿

第一部分

常见运动损伤与防治

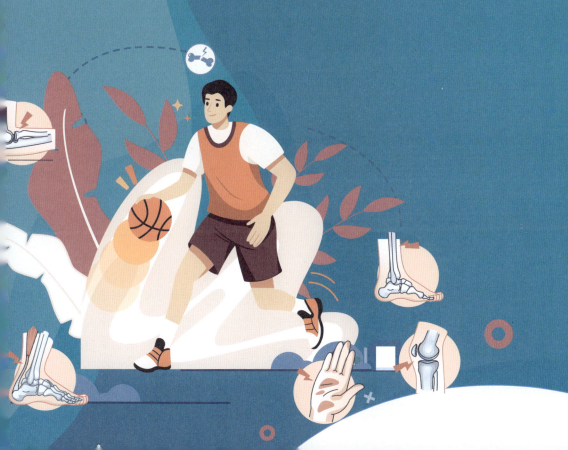

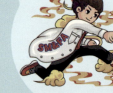

第一章
膝关节运动损伤

第一节　易跑偏的"波棱盖儿"

　　马上就到下班时间了，看了一天门诊的酷灵铠医生正准备下班，这时候一个穿着校服的女孩子坐着轮椅被老师推进诊室。"医生，请您帮她看看。她刚刚上体育课跑步的时候突然膝关节扭了一下，就摔倒了。"老师很着急。"我当时感觉膝盖像错位了一样，有个骨头跑出去了。"轮椅上的女同学补充说。酷灵铠医生让患者平躺在检查床上，往外轻轻推动髌骨。女同学马上用手去扶："疼，疼！"酷灵铠一边安抚女生，一边对她老师说："她这种情况应该是髌骨向外跑偏，脱位了。"

　　"髌骨"常被人们称作"膝盖骨"，方言称"波棱盖儿"。那么，为什么"波棱盖儿"容易跑偏呢？

 一、什么是髌骨脱位？

　　"波棱盖儿"跑偏的医学术语称为髌股关节不稳定或者髌骨脱位。正常的髌骨随着我们膝关节的屈伸在股骨的凹槽内活动。医学上，这个凹槽称为"股骨滑车"。当髌骨完全或者部分脱出了股骨滑车就叫作髌骨脱位。绝大部分髌骨脱位都是向外侧脱出，一般发生在膝关节屈曲的过程中。而内侧脱位非常少见，且多为医源性（图 1-1）。

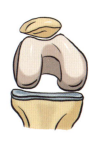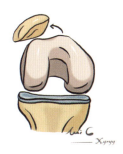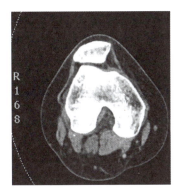

图 1-1　髌骨脱位示意图和磁共振成像

造成髌骨脱位的因素很多，包括髌骨内侧支持带薄弱、髌骨形态位置异常、股骨滑车发育不良导致滑车变浅以及 Q 角增大、股骨前倾角增大等力线异常。常发生于儿童与青少年，而女性的肌肉力量相对较弱且容易合并韧带松弛，稳定髌骨结构的力量不够强大，更容易出现髌骨脱位。

二、髌骨脱位分为哪些类型？

髌骨脱位一般分为：复发性、习惯性、固定性和先天性髌骨脱位。发病率依次降低，但治疗难度依次增大，其临床表现也各有差异。最常见的是复发性髌骨脱位。

（1）复发性髌骨脱位　常表现为伸膝时脱位，屈膝时自动复位；有些患者有脱位的感觉，而有的没有，只是感觉到运动时容易出现"打软腿""莫名其妙地摔倒"。而且并不是每次膝关节屈伸活动都会发生，常常由第一次外伤脱位引发。

（2）习惯性髌骨脱位　常表现为屈膝时脱位，伸膝时能自行复位；基本上每次膝关节屈伸都会出现，甚至肉眼可以看到髌骨在膝关节屈伸活动过程中向外脱出然后再复位的过程。多由先天性膝关节周围结构发育不良引起，大部分没有外伤史，发病年龄相对较小，发病率较低。

（3）固定性髌骨脱位　膝关节伸直时髌骨仍然是脱位的状态，也就是伸膝、屈膝都脱位。有学者将它与先天性髌骨脱位归为一类，病因不明，基本上都有下肢力线发育异常的问题存在，而且部分患者有遗传倾向，偶尔并发其他先天性畸形。

三、髌骨脱位时有什么症状？

疼痛是髌骨脱位最主要的症状，部位多位于膝前区，呈持续性钝痛，常多发于上楼梯、蹲坐位久时。部分患者有习惯性脱位、半脱位、关节不稳，或者做某种动作时有恐惧感（感到"波棱盖儿"要向外侧跑出去了），有时关节无力、打软腿、弹响，既往有一次以上外侧方向髌骨脱位或错动病史。在生活中如果出现疼痛或者在屈膝负重时出现疼痛应及时诊治，避免再次损伤组织。喜欢运动的朋友，此时可以摸一摸自己的"波棱盖儿"，内外侧来回推动几下，看有无髌骨内侧疼痛、活动度过大或者恐惧感，这也算是一种自我快速诊断的简易方法。

在生活中，外伤后如果"波棱盖儿"出现疼痛应及时诊治，避免再次受伤。

四、髌骨脱位怎么治疗？

第一次髌骨脱位可以尝试采取保守治疗。可以佩戴专业的膝关节支具（如髌骨固定带或者膝关节可调节支具）作为保护。条件允许的话，可以到专业的运动康复机构进行理疗和运动治疗，通过加强股四头肌肌肉力量训练以及膝关节稳定性训练，避免再次发生髌骨脱位。但是，即使经过系统、科学的康复，仍有大约 50% 的患者会再次出现脱位的情况。

如果出现两次以上髌骨脱位或者多次出现半脱位或"恐惧感"，建议到当地医院的运动医学科就诊。这时往往需要进行手术治疗，运动医学科大夫将根据髌骨脱位患者的年龄、脱位类型、脱位程度以及并发损伤情况制订详尽的手术方案。常见的手术方式包括髌股内侧韧带重建、外侧支持带松解等；对于明显骨骼力线异常的患者可能还需要骨性手术纠正，比如髌韧带止点内移、滑车成形、股骨截骨等手术（图 1-2）。

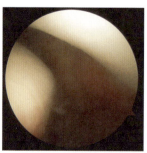 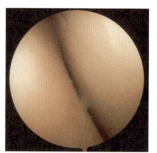

关节镜下可见髌骨向外侧脱位　　关节镜下髌骨复位后

图 1-2　关节镜下髌骨脱位和复位对比

酷灵铠医生提醒您

- 髌骨脱位常发生于青少年，且女性居多，与患者本人"韧带松弛（柔韧性好）""骨性结构发育异常"等有关；外伤有时仅是诱发因素。
- 有些患者症状不明显，仅表现为膝关节"打软"、容易摔跤，而被长期忽视。
- 第一次髌骨脱位后出现复发的概率极大，对于青少年患者而言，手术治疗为首选。

第二节　打卡 10 公里，当心"跑步膝"！

阿兰是酷灵铠医生的好朋友，她每天都会花很多时间坐在电脑前工作。最近天气晴好，朋友圈不少朋友开始了跑步打卡，她也意识到自己缺乏运动，于是开始在公园里慢跑。起初，她感受到了运动带来的快乐，心情也变得舒畅起来，但是不久后，她开始感觉膝盖疼痛。最开始她以为是自己还没有适应，仍继续跑步，但膝盖越来越不舒服。阿兰向酷灵铠医生说了自己的症状，酷灵铠医生马上就想到了阿兰很有可能是"跑步膝"！

一、什么是"跑步膝"？

跑步这项运动最容易出现问题的地方是膝盖，俗称"跑步膝"。什么是"跑步膝"呢？"跑步膝"是一个非医学名词，是髌股关节疼痛或髌骨软化、髂胫束摩擦综合征和髌腱炎这几种与跑步相关且最常见的膝关节损伤的总称，它的特点是膝盖前部、膝盖骨（髌骨）周围或后面持续钝痛。

髌股关节疼痛或髌骨软化是最常见的"跑步膝"。在女性跑步爱好者中的患病率可高达 30%，在男性跑步爱好者中的患病率也高达 25%。其特点为髌骨前部或后部疼痛，通常在膝盖负重时出现。涉及股四头肌的活动，如跑步、下蹲、跳跃、爬楼梯，甚至长时间坐着，都可能出现症状。

髂胫束摩擦综合征则表现为下肢负重时以及当膝关节从屈曲进入伸展时，

膝关节外侧的疼痛。髌腱炎的明显特点是髌骨下极的髌腱附着处的疼痛。一般在高强度运动（如跑步和跳跃）中出现疼痛。

阿兰的膝盖疼痛很可能是因为跑步的反复冲击，给髌股关节带来了很大的压力。随着时间的推移，引起了关节周围软组织的刺激和炎症，造成了髌股关节疼痛。

二、什么是髌股关节疼痛？

髌股关节是髌骨和股骨组成的关节。髌骨是一个小的、形状介于三角形和圆形之间的籽骨，位于股骨末端的一个凹槽中。当膝盖弯曲或伸直时，髌韧带和股四头肌的牵拉使得髌骨在凹槽中上下滑动。这个关节对膝关节的运动和稳定性很重要，也是跑步常见的疼痛和损伤部位。

髌股关节疼痛通常是由突然增加的活动量，肌肉力量不平衡以及肌肉过于紧张等引起膝盖骨的滑动轨迹异常导致的。

三、髌股关节疼痛如何治疗？

治疗髌股关节疼痛，第一步是让膝盖休息，避免任何加重疼痛的活动。冰敷和加压也有助于减轻炎症和疼痛。通常建议进行物理和手法治疗，以帮助加强膝盖周围的肌肉力量并提高灵活性和运动范围，包括深蹲、弓步和抬腿等运动。另外，步态纠正训练、力量训练、使用矫形器或髌骨带等也有助于强化膝关节周围的肌肉力量，减轻膝关节的压力，缓解疼痛。

对于急性的膝关节疼痛，如果关节肿胀明显，需要立即进行冰敷，并且尽快到医院就诊。

如果保守治疗无效，可能需要手术。但是通常仅在其他治疗失败或存在更严重的潜在病症（例如半月板或韧带撕裂）的情况下才建议这样做。

酷灵铠医生提醒您

- 跑步是一项经济又健康的运动，但是并不是所有人都适合长距离跑步，特别是最近想加入"跑友圈"的朋友们应该注意以下几点：①需要先了解自己的身体状况是否适合长距离、长时间跑步；②在跑步前选择合适的跑鞋，要注意鞋的支撑性、缓震性和舒适度；③逐渐增加运动量，不要过度训练；④跑步时保持正确的姿势，膝关节不要过度弯曲或过度伸展；⑤运动前做好热身和拉伸，让肌肉和关节得到充分的准备和放松。

● 朋友圈晒跑步打卡固然好，但适度和合理更重要。若长跑后出现膝关节疼痛，应采用休息、冰敷等保守治疗方法，如果症状仍未能缓解，应尽快到医院就诊，以免延误治疗。平时要学习掌握正确的跑步姿势。

第三节　膝盖又卡住了

小佳刚刚结束一天的锻炼回家，进门就听见妈妈念叨："小佳，最近你爸的膝盖在运动时经常卡住，严重的时候动都动不了，痛得很厉害，有时还会听到响声，甚至突然跪倒在地。"小佳赶紧打电话给朋友酷灵铠医生，酷灵铠听后回答道："小佳，你爸爸这个情况在中老年患者中很常见，关节里长了一个磨人的小东西，俗称'关节鼠'，专业术语叫关节游离体。你带老人家来看看，我们先检查检查。"

一、什么是膝关节游离体？

膝关节游离体是出现在关节腔内脱落的骨或软骨碎片，是膝关节功能紊乱的常见原因之一。因游离体可随关节活动而改变其在关节腔的位置，像老鼠一样在关节内窜动，故俗称"关节鼠"。

二、膝关节游离体有哪些临床表现？

（1）膝关节运动障碍　主要表现为交锁、卡压、打软腿。患者活动时突然感觉膝关节卡住，不能自由活动；或在走路或运动时突然感觉膝关节发软、无力。

（2）膝关节疼痛　较小的游离体被夹在关节面之间，出现疼痛。

（3）关节积液、肿胀　膝关节因卡压、交锁，产生水肿、充血等炎症反应。

三、膝关节游离体常见的病因有哪些？如何诊断？

膝关节内形成游离体的原因很多，常见的包括中老年人软骨损伤脱落在关节腔形成游离体。外伤造成骨软骨骨折形成游离体，如半月板碎片、滑膜软骨瘤病等。关节软骨剥脱、关节退变、软骨碎裂脱落、半月板撕裂等产生的碎片属于软骨性游离体，X线片不一定能够完全显示。滑膜软骨瘤病和退行性骨关节炎形成的软骨瘤属于骨软骨性游离体，X线片可显影，从滑膜内衍化成软骨，不断脱落到关节内形成游离体，可发生钙化。慢性滑膜炎症、慢性感染等纤维结缔组织结节脱落形成的游离体属于纤维性游离体，X线片不显示，往往需要磁共振检查才能发现（图1-3）。

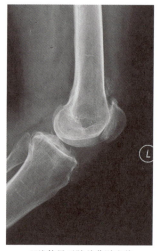 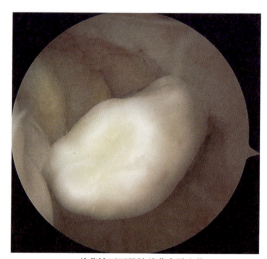

| X线片显示膝关节游离体 | 关节镜下可见膝关节内游离体 |

图 1-3　膝关节游离体

四、膝关节游离体如何治疗？

多数游离体会对膝关节造成机械性的阻挡、卡压，造成关节软骨的磨损，导致创伤性关节炎、软骨不可修复性损伤。这就要求尽快手术取出，而关节镜微创手术可以将手术切口做到最小，而且恢复快，是最佳的方法。

对于没有明显交锁症状、仅在影像学上发现较小的游离体，可以进行保守治疗。患者可利用护膝进行保护，还可以采用牵引、服用非甾体抗炎药（NSAID）等治疗方法；采用局部热敷、理疗、中药内服的方法消除肿胀；通过屈伸复位法、推拿复位法等手法治疗解除交锁；通过关节穿刺抽取积液、局部注射玻璃酸钠液减轻症状。

如果出现关节卡压、交锁等症状，且保守治疗无效者就需要手术治疗了，包括关节镜手术或开放手术清除关节游离体及破碎的软骨等（图1-4）。

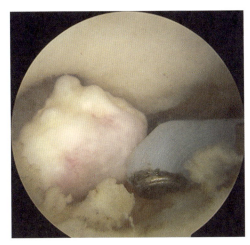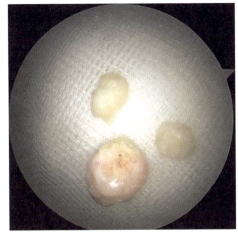

图1-4 通过关节镜微创手术取出的游离体

 酷灵铠医生提醒您

● 膝关节出现交锁、卡压的症状说明关节内部存在结构性损伤，可能是剥脱的软骨块、外伤造成的小骨片等原因形成游离体造成的。
● 如果确定是由游离体造成的关节交锁，应及时手术取出，避免由于机械性卡压造成周围软骨不可逆的损伤。

第四节 膝盖"嘣啪"一声脆响，小心前交叉韧带受伤！

NBA季后赛比赛激烈，球星克莱·汤普森突破上篮却一个跟跄倒地，痛苦大喊，用力捂着左膝。

相信平时关注篮球、足球赛事的朋友一定听到过，某某球员因为训练或比赛受伤而缺席比赛。在大家为自己喜爱的球星惋惜、失落时，经常会产生一些疑问：他到底是哪里受伤？为什么容易受伤？又为何因为一次伤病不得不放弃整个赛季甚至职业生涯？

今天酷灵铠医生就借这场球赛，一起简单聊聊关于前交叉韧带损伤的相关话题。

一、克莱·汤普森受伤的部位在哪里？

克莱·汤普森是前交叉韧带受伤，前交叉韧带是一种膝关节内滑膜外的致密结缔组织，上连股骨，下接胫骨，与膝关节内其他结构共同作用，来维持膝关节的稳定性（图 1-5）。

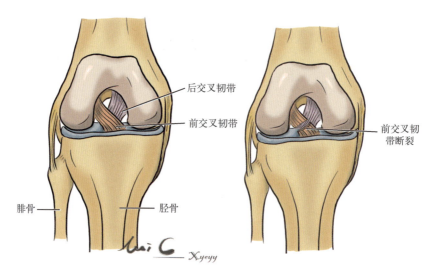

图 1-5　膝关节前交叉韧带示意图

二、为何运动员的前交叉韧带容易受伤？

前交叉韧带有一定柔韧度，它像橡皮筋一样有一定的弹性范围，日常活动时正常紧张、松弛，但如果它处于绷紧状态，哪怕施加较轻的外力，也可引起断裂。比如当膝关节微屈、外翻外旋（俗称"内扣"）时，前交叉韧带处于张力较大的状态，此时遇到轻微暴力即可引起前交叉韧带断裂。比如在踢足球时带球过人以及打篮球跃起后着地时，遭遇对手轻微接触即可引起前交叉韧带断裂。

三、前交叉韧带损伤有什么表现？

在日常生活中，跑步、跳跃时突然减速改变方向，踢足球带球过人，打篮球跳起后着地等过程中都有可能发生前交叉韧带断裂。比如打篮球跳起后着地过程中仅受到对手轻微接触就能听到自己膝盖里"噼啪"的脆裂声音，随后出现膝关节疼痛、肿胀，甚至很长一段时间不能走路。通常，休息后肿胀消退就可以承重，但膝关节出现了"打软腿"（不稳定），在下蹲、扭转、上下楼梯等活动，尤其是加速、起跳和变向时明显，这时就需要警惕前交叉韧带损伤。

四、如何初步判断前交叉韧带是否受伤？

（1）前抽屉试验　顾名思义就是指像拉开抽屉一样的检查动作。被检查者取仰卧位，下肢屈膝90°，屈髋45°，患足放在检查台上，检查者固定好患足。双手拇指放在胫骨平台前方胫骨结节处，其余四指放在小腿后方，由后向前施力推动胫骨，两拇指感受胫骨两侧平台相对于股骨向前移位，需与对侧相比较。

（2）Lachman试验　可作为因疼痛无法屈膝至90°行前抽屉试验患者的查体方法。被检者取仰卧位，患肢位于检查者侧，屈膝15°～30°。检查者一手自外侧紧握固定股骨，另一手拇指握住胫骨上端前内侧面，其余四指在膝关节后方施加向前的拉力，此时拇指感觉胫骨相对于股骨向前方移位。

以上两种方法建议由专业医生完成，韧带完整时，胫骨几乎没有移位，同时可以感觉到胫骨坚硬的位移终末点。而前交叉韧带损伤时，胫骨向前移位明显，终末点的阻抗不明显。

五、前交叉韧带损伤需要做什么检查？

当怀疑前交叉韧带损伤时，应当去医院的运动医学科或骨科就诊，常常需要做膝关节的X线、磁共振成像（MRI）检查（图1-6）。目前通过MRI可以确诊绝大部分前交叉韧带损伤的病例。X线检查主要用于了解是否有骨折，最常见的是韧带周围撕脱骨折和膝关节脱位过程中造成的骨撞击。

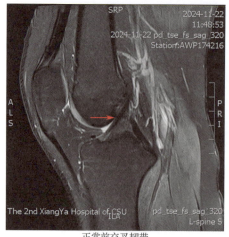
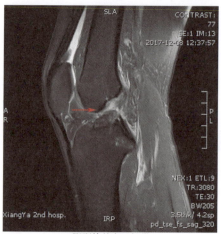

正常前交叉韧带　　　　　　　　　撕裂的前交叉韧带

图 1-6　前交叉韧带的磁共振成像对比

六、前交叉韧带重建术后多久能恢复到正常生活？

前交叉韧带重建术是成熟且疗效肯定的手术。前交叉韧带断裂后通常需要手术治疗，关节镜下将断裂的前交叉韧带用自体、异体或人工韧带移植到断裂部分从而达到重建的目的（图 1-7）。近些年来，对于特殊类型的撕裂，前交叉韧带原位缝合也越来越得到大家的重视。在康复医师或者理疗师的指导下，进行有计划的康复锻炼，逐步恢复至伤前运动水平。8 周内在支具保护下负重，步态恢复正常时可弃拐完全负重行走；3 个月以后基本恢复正常生活；6 个月后可逐渐恢复无对抗体育活动；1 年以后可以重返赛场。这也使得运动员会因为受伤不得不放弃整个赛季。

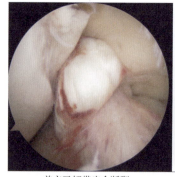
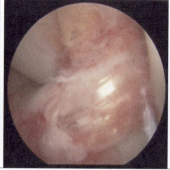
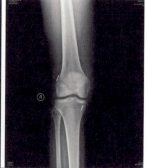

前交叉韧带完全断裂　　　　　重建后的前交叉韧带　　　　　前交叉韧带重建后X线片

图 1-7　关节镜下前交叉韧带重建

酷灵铠医生提醒您

● 前交叉韧带撕裂是最常见的膝关节运动损伤之一，往往因为接触暴力或者急剧转身而损伤。如果前交叉韧带损伤了但不予以治疗干预将会导致膝关节不稳，随后继发半月板及关节软骨损伤，造成一些不可逆的膝关节结构和功能的损害。

● 爱运动的小伙伴们一定要注意自己的运动方式，避免跳跃落地、急停或变向时膝盖内扣等运动姿势。发生韧带断裂时，懂得正确简单评估并及时就医，切勿淡然置之，积羽沉舟。

第五节　容易受伤的"小月亮"

小威是个羽毛球爱好者，上周末打球时跳起来扣杀，落地没站稳，突然感到膝关节剧痛，当即倒地不起，休息几天后觉得好一些了，但是总觉得膝关节里面有东西卡住了。于是，来到运动医学科门诊找酷灵铠医生就诊。

酷灵铠医生笑着说："别紧张，可能是膝关节半月板损伤了，我先帮你看一看吧！"

一、半月板是什么？它有什么作用？

半月板是位于膝关节内重要的软骨结构，它是在胫股关节面内侧呈"C"形和外侧呈"O"形的软骨组织。其边缘较厚，与关节囊紧密连接；中心处较薄，呈游离状态。从它的外形和位置来看，就像是半个月亮，它是股骨和胫骨之间的软垫，它的存在能够使股骨与胫骨之间得到较好的吻合，稳定膝关节，减轻膝关节负荷，为关节提供营养。它可以吸收行走、跑跳给膝关节带来的震动，起到缓冲作用。正是由于半月板所起到的稳定和载荷作用，才保证了膝关节的正常功能（图1-8）。

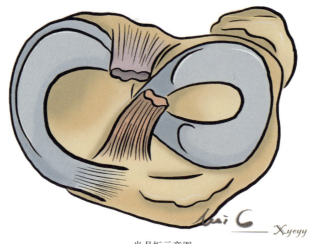

半月板示意图

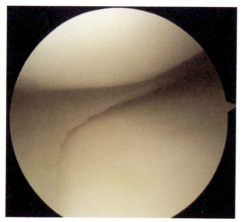

正常的外侧半月板

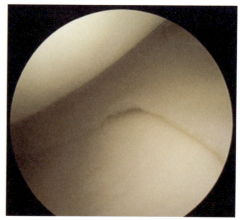

正常的内侧半月板

图 1-8　半月板示意图和关节镜下正常的半月板

██ 二、半月板损伤的机制是什么？有哪些撕裂类型？

半月板损伤主要是由三个因素引起的：旋转暴力、半月板的退变（老化）、半月板发育不良。

（1）旋转暴力　年轻人的半月板损伤多由扭转外力所引起。在进行打篮球或踢足球等运动的时候因为旋转急停，身体及大腿突然内旋，内侧半月板在股骨髁与胫骨之间受到旋转压力，就很容易导致半月板撕裂。外侧半月板的受伤机制与内侧半月板相同，但是作用力的方向相反。

（2）半月板退变（老化）　人体的各个部位就像一个个零件，经年累月使用都会老化，不经意间就会发生损伤。老年人的半月板因为长年的磨损，结构退变而变得脆弱，稍有轻微的旋转扭伤就会发生半月板撕裂。

（3）半月板发育不良　通常指盘状半月板。盘状半月板的形态与股骨髁、胫骨平台并不完全匹配，因此不利于膝关节的负荷传导，压力常常集中于盘状半月板的中央，应力的集中容易发生半月板早期退变或撕裂。

半月板撕裂的类型通常可分为横行撕裂、纵行撕裂、斜行撕裂（又称瓣状撕裂）、桶柄样撕裂、水平撕裂以及退行性撕裂等类型（图1-9）。

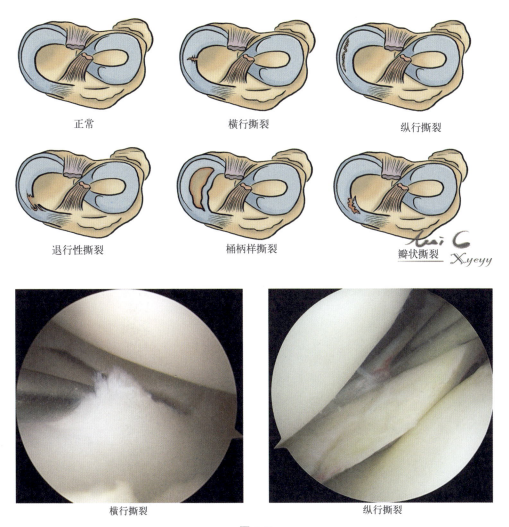

正常	横行撕裂	纵行撕裂
退行性撕裂	桶柄样撕裂	瓣状撕裂
横行撕裂		纵行撕裂

图1-9

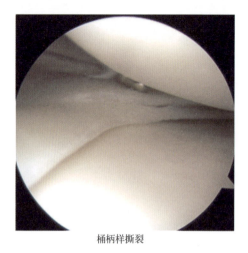
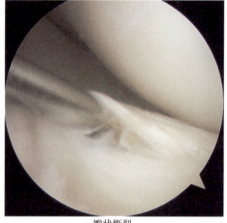

桶柄样撕裂   瓣状撕裂

图 1-9   常见半月板撕裂类型

三、半月板损伤有什么表现？

（1）疼痛 单纯的半月板撕裂导致的疼痛比较轻微，这样容易让人忽视而耽误治疗。当半月板轻度撕裂的时候，膝关节内外侧间隙会感觉疼痛。损伤较轻的仍可以继续行走，扭转或者旋转动作会让疼痛加剧。半月板严重撕裂的时候疼痛会更明显，并出现早期的活动受限。

（2）肿胀 急性半月板损伤的患者往往伴有关节腔积液、积血，会出现膝关节的肿胀甚至功能障碍。

（3）弹响 急性损伤时可能会出现关节弹响伴撕裂感，半月板破裂可导致膝关节活动过程中出现弹响。

（4）"卡顿"感 很多半月板损伤的患者在走路或者做某一个动作时，会突然感觉腿动不了，关节里面像"卡"住了一样不利索。慢慢活动一下关节，这种卡顿感就可能会消失。医学上称之为关节的"交锁现象"，小威受伤后也是这种表现。这种情况的发生是因为破碎的半月板突入关节中间，卡在股骨和胫骨的关节间隙，导致了关节活动受限。

四、半月板损伤该怎么治疗及康复？

由于半月板的特性和特殊的解剖结构，发生撕裂以后很难自行愈合，从而需要通过手术才能修复半月板，恢复其完整性和稳定性（图 1-10）。目前采用的手术方式一般包括在关节镜下的半月板缝合术、半月板成形术（包括半月板部分切除术、次全切除术和全切除术）以及半月板移植术。

　　早期的康复训练对半月板术后患者功能的恢复尤其重要，尽早康复可以预防关节粘连和肌肉萎缩等并发症。

　　术后康复一定要在医生或康复师的专业指导下循序渐进地进行，逐步恢复关节的伸膝和屈膝功能。在日常锻炼中还要加强膝关节周围肌肉的训练，可以进行单腿站立、下蹲训练、侧卧位抬腿等加强肌肉力量。膝关节的活动范围要根据手术方式来酌情增加，有时候还需要佩戴支具才能负重行走，所以一定要在医生的专业指导下进行锻炼。

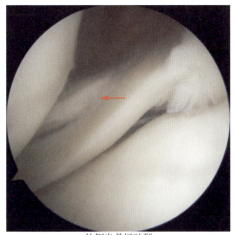
外侧半月板破裂

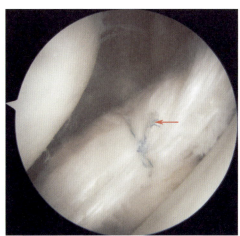
外侧半月板缝合后

图 1-10　外侧半月板缝合术

 酷灵铠医生提醒您

下面这些动作，非常容易导致半月板撕裂。

● 急转急停动作。此类情况常见于体育运动中，比如打篮球、踢足球时，通过急转急停来"晃"掉对手，如果热身不充分、动作不规范（如直膝落地、足部和躯干分离旋转等），就很容易损伤半月板。在日常生活中，如搬重物时、匆忙下自行车时站立不稳，也可能导致这种情况。

● 撞击。比如踢球时腿和对手相撞、发生车祸时腿撞到车上，也会造成半月板损伤。

● 慢性损伤。很多人可能之前没有受过明显的外伤，但是平时的工作、家务劳累过度，尤其是需要经常蹲位工作，这也会造成半月板慢慢出现劳损的症状。

所以日常应注意加强膝关节周围肌群的肌力。跑步时可以配备必需的装备，加强对关节的保护。运动前要做好充足的热身和伸展运动，使身体完全活动开。选一双适合的运动鞋，尽量不在硬质的地面上运动。

第六节　膝盖小鼓包——胫骨结节骨骺炎

阿乐最近迷上了踢足球，经常一放学就和小伙伴约着踢一场。有天放学回家，阿乐愁眉苦脸地告诉妈妈："我的膝盖好疼，还能摸到一个包。"这可吓坏了妈妈，该不会是长了什么"不好的东西"吧？妈妈赶紧打电话给同学酷灵铠医生，酷灵铠医生听后笑着答道："先别慌，阿乐可能得了胫骨结节骨骺炎"（图 1-11）。

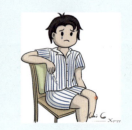

图 1-11　胫骨结节骨骺炎疼痛示意

一、什么是胫骨结节骨骺炎？

胫骨结节骨骺炎，又称胫骨结节骨软骨病、胫骨结节骨软骨炎、胫骨结节骨骺无菌性坏死。它是髌腱胫骨近端结节附着处的牵引性骨突炎，是一种无菌性炎症。临床上主要表现为胫骨结节处局限性的疼痛和肿胀，剧烈运动后症状明显加重，上下楼梯、跑跳均感膝关节疼痛不适。跪姿或者极度屈膝时因为髌韧带牵拉胫骨结节处，会导致疼痛明显加重。查体可见胫骨结节过度突出，髌韧带肥厚，附着点压痛。

二、胫骨结节骨骺炎有哪些临床特点？

①好发于 12 ～ 15 岁的青少年，活泼好动的男生尤为多见。②单侧发病较多，双侧发病较少。③多在剧烈运动后出现，充分休息后可自行缓解。④病程较长的患者会出现胫骨结节处"突起"。⑤部分青少年生长发育停止后症状仍存在。

三、为什么会得胫骨结节骨骺炎？

虽然本病叫胫骨结节骨骺炎，但并不是由细菌感染引起的。儿童胫骨近端骨骺为软骨，前缘呈舌状下延；至 11 岁左右，出现胫骨结节骨化中心；约至 16 岁时，胫骨近端骨骺与胫骨结节骨化中心连合成为胫骨结节。胫骨结节骨骺位于胫骨近端前侧、髌腱附着点。青少年迅速发育时期，由于股四头肌发育较快，髌韧带于胫骨近端前上方骨骺附着处张力增高，在跑跳等剧烈体育运动中，股四头肌反复牵拉致使髌韧带过度牵拉尚未完全骨化的胫骨近端骨骺，如此反复，严重时可致胫骨结节撕脱性骨折，骨骺血供受到影响，股四头肌附着点出现肌腱炎症，同时又伴有新生骨形成，从而导致本病的产生，X 线片可看到未闭合的胫骨结节骨骺（图 1-12）。

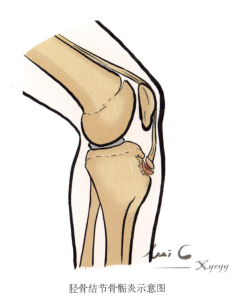
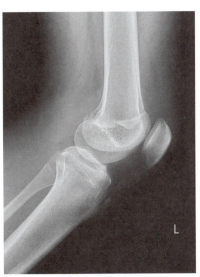

胫骨结节骨骺炎示意图　　　　　　　　　胫骨结节骨骺炎X线片

图 1-12　胫骨结节骨骺炎

四、如何明确诊断胫骨结节骨骺炎？

膝关节正侧位 X 线检查有助于明确诊断，X 线主要表现为胫骨结节骨骺部软组织肿胀，或骨骺边缘不规则，可见骨骺钙化或骨化"碎片"。MRI 检查显示髌腱炎或髌下滑囊炎症。胫骨结节骨骺炎需要与骨骺撕脱性骨折、半月板损伤和骨肉瘤等疾病相区别，临床上可通过影像学检查明确诊断。

五、得了胫骨结节骨骺炎怎么办？

本病属于自愈性疾病，一般无需特殊药物治疗或其他治疗，在青春期生长发育停止后即自行痊愈，最后留下一个凸起的胫骨结节。但是，在剧烈运动后出现急性疼痛的时候，对症治疗缓解症状还是有必要的。

（1）充分休息　这是最好最易行的方法。

（2）药物治疗　如 NSAID 类口服药、乳膏剂、贴剂等，可以通过减轻局部炎症反应缓解症状；也可口服中成药或者外敷膏药来活血化瘀、消肿止痛。

（3）物理治疗　如红外灯、针灸等，只要能够起到缓解症状的作用即可。

（4）手术治疗　部分患者畸形严重，待成年后可选择手术治疗。

 酷灵铠医生提醒您

出现胫骨结节骨骺炎无需过多担心，及时就诊明确诊断很关键。同时，患者要注意调节自己的生活和运动方式。此外，不建议患者放弃体育运动，只要做到充分热身、适度运动、及时休息，就不必特意改变自己的体育爱好。

第七节　长在关节里的"刺"

大年初一，丁丁到爷爷奶奶家里吃饭，一大家子围坐在餐桌前，爷爷奶奶一直给丁丁夹大虾，倒牛奶，嘱咐他多吃点，"补骨头"，长个子。丁丁也想给爷爷奶奶夹，爷爷奶奶笑着说："我们年纪大了，再补就不是长个子，是长骨刺啦。"丁丁一脸问号：啥是骨刺？骨头上长了刺那不就把皮刺破了？带着满肚子疑问找到邻居酷灵铠叔叔，酷灵铠听了哈哈大笑："丁丁呀，这骨刺可不能这么理解，听叔叔慢慢跟你说。"

一、什么是骨刺？

骨刺，又称骨赘、骨质增生，是由关节部位及肌腱的附着点过度活动引起的唇样增生和突起，见于正常骨质边缘。临床上最常见的是膝关节骨刺、足跟骨刺和腰椎骨刺，好发于专业运动员、体力劳动者和老年人。骨刺的典型症状包括疼痛、畸形、活动受限。需要说明的是，骨刺不是一种病，是某些疾病常见的 X 线表现。

二、什么情况容易长骨刺？

骨刺常见于肢体长期受到压力或经常摩擦的部位，比如说爬山的时候，膝关节前方软组织受到很大的张力，这时候关节囊和骨头摩擦的地方也会产生骨刺。跳舞、跑步、健步走等导致足部受压的活动也会形成骨刺。还有一些疾病也能导致骨刺的形成，例如骨关节炎、风湿病、银屑病、强直性脊柱炎等。

另外，寒冷虽然不是骨刺形成的直接原因，但是长期处在潮湿的环境下，关节局部血流速度会变慢，炎性细胞和炎症因子增加，会刺激滑膜等组织增生和化生，继而形成骨刺。图 1-13 展示了几种骨刺形成的因素。

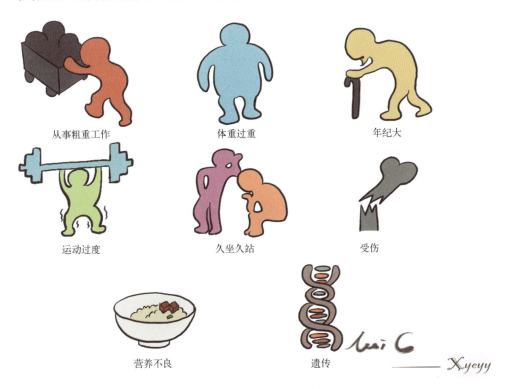

从事粗重工作　　　　体重过重　　　　年纪大

运动过度　　　　久坐久站　　　　受伤

营养不良　　　　遗传

图 1-13　骨刺形成的因素

三、骨刺是不是都要手术治疗？

长了骨刺不要慌，其实骨刺是一把"双刃剑"，它是关节退变过程中机体为了增加关节的稳定性而启动的一种自我保护机制。小的骨刺并不会引起机体不适，但随着时间的推移，骨刺有可能增大，当骨刺压迫到神经或对周围软组织产生刺激时，就会引发疼痛，影响正常活动。一般来说，轻微疼痛可以通过适度按摩、运动、热敷、服用镇痛药来缓解；但严重时需手术切除骨刺，对于长期疼痛和严重活动障碍的患者可考虑行关节置换手术。某高龄重度关节炎患者十年前行左膝人工关节置换手术，右膝关节未接受处理，现形成大量骨赘，与左膝对比明显（图1-14）。

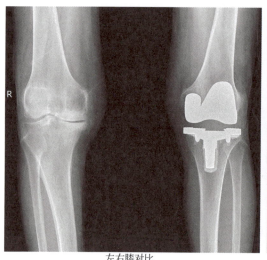
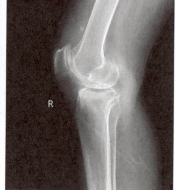

左右膝对比　　　　　　　　　　　　　　　右膝

图1-14　重度骨关节炎患者的X线片对比

四、日常生活中如何减少骨刺的产生？

（1）日常要避免增加身体负担的活动，肥胖者要减肥，避免久坐、久站等不良姿势，女性尽量避免长期穿高跟鞋。另外还要注意避免不科学的运动，防止过度活动。

（2）骨刺引起疼痛时可以口服对乙酰氨基酚等非甾体抗炎药，适当休息、理疗、冰敷或者热敷。

（3）如果出现骨刺压迫神经等情况，要去医院就医，进行专业的指导和治疗。如颈椎骨刺压迫神经根造成前臂麻木、不能活动或腰椎骨质增生压迫神经根造成大腿疼痛、大腿力量差等。

（4）具体部位的骨刺也可以采取一些特殊的处理方式，例如，跟骨长骨刺，可以使用足跟垫。

酷灵铠医生提醒您

● 很多药品生产厂家打着"消骨刺""去骨刺"等宣传标语，推广的其实是一些活血化瘀、消炎止痛药，目前还没有可供临床使用完全消除骨刺的药物。
● 许多老年人怕补钙会导致骨刺，其实这是没有科学依据的，没有肾脏疾病的老年人可以按照每日推荐剂量补钙，有骨质疏松的老年人可以增加每日钙摄取量。
● 氨糖和软骨素也可以列入日常补充物质列表，两者联用对预防软骨磨损、延缓软骨退变、促进损伤修复具有良好的效果。

第八节　膝盖总是发出响声

可可最近突然发现，从椅子上起立的时候，左边膝盖总是发出一声脆响，不疼也没有不舒服，之后过段时间还会发出这样的声音，有时候蹲下起来也会有类似的声响。是不是膝盖得了什么病？这让可可有点担心，也不敢运动。因此妈妈带着可可找酷灵铠医生询问。听了酷灵铠医生的解释，可可和妈妈悬着的心才算落了地！

一、膝关节为什么会出现响声？

其实膝盖有响声这种情况很常见，在医学上被称为"弹响膝"。而"弹响膝"的成因可以分为生理性（正常现象）和病理性两大类，首先需要分辨一下自己的膝关节弹响到底是属于哪一种。

二、生理性弹响

相信大家都听过拉手指、掰手指发出的响声，这是由于当关节受到牵拉或屈曲时，相当于关节腔体积扩大，关节腔内压力下降，导致关节滑液中的气体析出，形成微小气泡，这些微小气泡又会彼此融合形成一个较大的气泡，气泡破裂或者与关节滑液一起发生震动，从而发出清脆的响声。

生理性弹响要满足以下几个条件：①响声清脆、单一、不重复；②仅发生在关节受到突然牵拉或屈曲时；③两次弹响之间，关节有一定时间的休息期；④有轻微不舒服，弹响后常有轻松感。

生理性弹响几乎不会带来疼痛和不适，就比如我们突然甩腿或者蹲起，膝关节发出响声，但是没有不适感。因此对于生理性弹响无需特殊关注和预防，更不要有心理负担（如担心自己患上"重病"）。应保持良好的心态，随时关注关节是否存在其他不适。

三、病理性弹响

（1）关节里的"润滑油"不够　这里说的"润滑油"就是我们常说的关节滑液，关节有一定的空隙（关节腔），在空隙里面充满着滑液，能起到润滑的作用，减少关节的摩擦。这些滑液一直存在，并且不停地更新换代。关节活动的时候，就会挤压滑膜，从而产生滑液，润滑关节。缺少了润滑的关节就会一直发出"咔哒、咔哒"的响声，而且这种响声会让你有一种膝盖被摩擦的感觉。

（2）半月板损伤　半月板是膝关节中间的一对软骨垫，正常情况下是光滑而有弹性的。但是如果半月板发生了撕裂，那么撕裂的半月板就可能会卡在关节之间，在屈伸膝关节的时候出现响声，有时还伴有疼痛或者交锁。所谓交锁，就是感觉膝关节被卡住，要活动活动才能重新使用关节。

（3）骨关节炎　图 1-15 中原本光滑的软骨，逐渐退变脱落，露出粗糙的硬骨头（软骨下骨），在我们膝关节屈伸过程中，这些粗糙的骨面之间摩擦就会发出低沉的、喀嚓喀嚓的摩擦音。

轻度的关节炎可以通过锻炼股四头肌等运动康复的方法或者休息、口服消炎止痛药物等来改善症状，重度的骨性关节炎则可能需要做关节置换手术。当然，骨性关节炎一般发生在 50 岁，甚至 60 岁以上的人群。

（4）髌骨软化症　髌骨俗称膝盖骨，髌骨软骨面受到慢性损伤就会使膝盖软骨和股骨髁软骨产生肿胀、皲裂破碎和侵蚀脱落的症状，最终诱发髌骨软骨软化症。此症膝关节活动有声响，并伴有肿痛的不适。

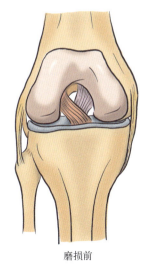
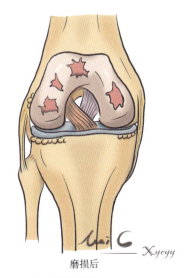

磨损前　　　　　　　　　　　　磨损后

图 1-15　膝关节骨关节炎软骨磨损

（5）关节游离体　是指关节内有可移动的软骨或骨软骨碎片，膝盖存在游离体会使膝盖产生弹响，声响小而不规律，发生的位置不固定。

（6）滑膜皱襞综合征　滑膜皱襞是膝关节内一些在胎儿期没有吸收完全的残余滑膜组织，有些皱襞中有痛觉神经末梢，当它在膝盖活动时被卡在膝盖骨之间受到挤压就会产生弹响或疼痛。

滑膜皱襞综合征的特点为：①往往在膝关节弯曲的某个固定角度时诱发弹响、疼痛或者"打软腿"；②没有外伤，突然开始出现，伸直膝盖走路往往没症状。建议：对于反复出现上述症状并影响生活的患者，若膝关节磁共振发现有滑膜皱襞卡压的问题，可考虑行关节镜手术把皱襞清理掉。

（7）其他原因　韧带损伤、骨膜炎、韧带松弛、肌肉不平衡等都可能造成膝关节发出响声，需要保持警惕！

 酷灵铠医生提醒您

　　总体来说，大多数膝盖弹响属于生理性的，虽然会发出声音，但是身体的其他部位并没有不适，对膝盖并没有什么危害。像这样的情况并不需要特别的处理，也不用过分担心。

　　病理性的膝关节弹响除了出现"咔咔响"之外，还伴随着其他的症状，如膝关节酸痛、肿胀、卡压或绞锁等，需要及时到医院就诊。

第九节　关节软骨——透明又易伤的"釉"

小麦最近迷上了长距离骑行，经常与小伙伴们一起骑着自行车穿越山林，迎着微风享受自然的美景。但有一天他却突然感到膝盖疼痛，而且无法继续骑行了，休息以后似乎有一点儿好转。酷灵铠医生对小麦做了细致的膝关节体格检查，发现 CT 和 MRI 检查都没有任何异常，然后告诉小麦，问题不太大，可能是膝关节里面的一层"釉质"——关节软骨损伤了！

一、什么是软骨？

软骨是一种柔软的组织，覆盖在我们关节的骨头上。如膝关节的软骨为透明软骨，主要由水、胶原纤维和蛋白多糖组成。水约占软骨组织的 80%，为软骨提供了弹性和韧性；胶原纤维是关节软骨的主要结构成分，类似于纤维状蛋白分子，为软骨提供强度和支持；蛋白多糖则以类似果冻的结构存在，能够吸收水分并保持软骨的弹性特性。关节软骨在人体关节内就像一层光洁鲜亮的"釉质"，发挥着重要的作用，即提供缓冲、吸收冲击和减轻摩擦，使我们的关节能够稳定、灵活地运动。

二、什么是膝关节软骨损伤？

膝关节软骨损伤是一种常见的引起膝关节疼痛的疾病，在全球，数百万人罹患这种疾病。在膝关节中，软骨受到损伤的原因有多种，包括过度使用、受外伤和退行性疾病如骨关节炎等。若损伤仅累及软骨层，称为软骨损伤，若损伤同时累及软骨及软骨下骨层，则称为骨软骨损伤。膝关节软骨损伤症状主要表现为关节疼痛、肿胀、交锁、弹响、打软腿，在体征方面主要表现为关节压痛、活动受限、捻发音等。

膝关节软骨损伤最大的挑战之一是其诊断比较困难。与骨折或扭伤韧带不同，软骨损伤通常无法在 X 线或其他影像学检查中显示出来。因此，膝关节软骨损伤的影像学检查首选磁共振成像平扫，在一些情况下，可通过关节镜检查的手段来观察膝关节内部，以确认是否存在软骨损伤。

三、膝关节软骨损伤怎么治疗？

一旦诊断出膝关节软骨损伤，就有许多治疗选择。对于单纯的急性软骨损伤引起的疼痛、肿胀等症状，可应用冰敷进行对症处理，休息和物理治疗可能足以缓解症状并促进损伤的愈合。同时进行非负重的膝关节活动（直腿抬高、坐位伸膝、俯卧屈膝），以利于肌肉锻炼和康复；若患者负重部位的软骨损伤不严重，可以使用膝关节支具辅助固定于伸直位，进行循序渐进的负重训练。健康教育、体重管理教育，结合物理疗法和运动疗法进行循序渐进的运动范围练习、膝关节和髋关节肌肉的力量训练，神经肌肉训练对软骨损伤的恢复也十分重要。

在更严重的情况下，手术也可以治疗膝关节软骨损伤，如骨髓刺激技术、骨软骨移植技术、软骨细胞移植技术等。对于患有退行性疾病（如骨关节炎）的人，可能会建议使用药物和其他保守治疗形式来帮助管理症状并减缓疾病的进展。

总之，膝关节软骨损伤可能是一种症状持续、功能损害的疾病，但通过正确的治疗和护理，通常可以控制症状并改善关节健康。

酷灵铠医生提醒您

在医生的指导下，小麦开始采取一系列的措施，包括保持适当的体重、合理的锻炼以及避免过度使用受损的膝盖。医生还为他提供了物理治疗和药物治疗方案，以帮助减轻疼痛和促进软骨修复。虽然恢复的过程可能需要一段时间，但小麦会坚持治疗，争取早日康复并继续他的骑行爱好。

如果怀疑自己可能有膝关节软骨损伤，那么尽快寻求医生的帮助非常重要。医生可以帮助确定症状产生的原因并根据个人情况制订最佳的治疗方案。通过适当的治疗和护理，通常可以减轻疼痛并改善受影响的膝关节功能，使您能够恢复正常的日常活动。

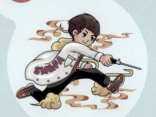

第二章
肩关节运动损伤

第一节　肩关节又脱臼了

周末的一个下午，一阵急促的铃声在酷灵铠医生家里响起。电话是酷灵铠医生正在打篮球的朋友打过来的。"铠哥，刚才投篮的时候，我的右肩膀又脱臼了。看来你原来建议我做手术是对的。"酷灵铠医生面带微笑说："别急别急，其实不只是你有这个困扰，你喜爱的国内外球星，如孙悦、科比、凯文·乐福等，都有过肩膀脱臼的经历。这其实是非常常见的关节运动损伤，又叫肩关节前脱位。"

一、肩关节为什么容易脱位？肩关节脱位有哪些常见类型？

肩关节由肩胛骨的关节盂和肱骨上端的肱骨头组成，可满足上肢各种活动的需求，是人体活动度最大的关节，具有独特的解剖和生理特点，即肱骨头大，关节盂浅小，就像放在球托上的高尔夫球一样。这种解剖特点使得肩关节活动范围很大，但同时也让它变得不稳定。因此，当我们活动范围过大，又遭受一定外力时，肩关节就特别容易脱位了（图2-1）。

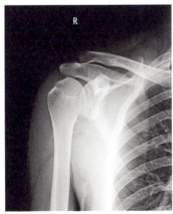

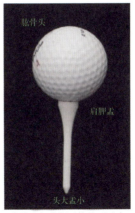

| 正常的肩关节X线片 | 肱骨头与肩胛盂的关系示意 |

图 2-1　肩关节

肩关节最常见的脱位类型是向前方脱位，这种前脱位多由间接暴力所致，特别是从事对抗性运动或者过度运动的人群，上肢处于外展外旋位（类似于举手投降的动作），力量就会沿着上肢传导至肩关节，从而使肩关节自前方脱出。第一次肩关节脱位后会感觉到肩部突发剧痛，而对于反复发生的习惯性脱位患者，疼痛往往并不剧烈，只是关节内会有一种胀胀的感觉，患侧手臂无法抬起，活动明显受限。

一般情况下，发生第一次肩关节脱位后，越年轻、运动水平越高者就越可能再次脱位，发展成"习惯性肩关节脱位"，或称为"复发性肩关节脱位"。在轻微外力作用下，如穿衣伸袖、屈臂擦背、举臂挂衣、打喷嚏甚至睡觉翻身，均可发生脱位（图 2-2）。

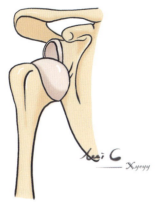
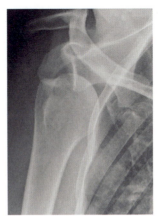

| 肩关节脱位示意图 | 肩关节脱位X线片 |

图 2-2　肩关节脱位

第二章　肩关节运动损伤　　029

二、肩关节脱位损伤了哪里？

肩关节盂唇和周围的韧带是防止肩关节脱位的重要结构。因此肩关节脱位时往往造成盂唇和韧带的撕裂，有一些严重的还会造成骨质的撕脱。这种肩关节前脱位造成的前下方的盂唇及附近韧带损伤最早是由美国医学家 Bankart 教授发现并系统研究，因此被命名为 Bankart 损伤（图 2-3）。与此同时，肩关节在脱位又复位的过程中，肱骨头和关节盂会出现撞击，严重损伤或者反复脱位的情况下出现肱骨头后上方的骨软骨缺损，专业术语为 Hill-Sach 损伤（图 2-4）。

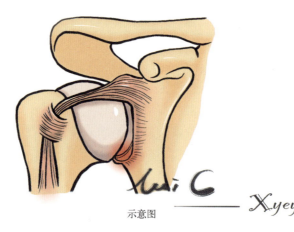

示意图

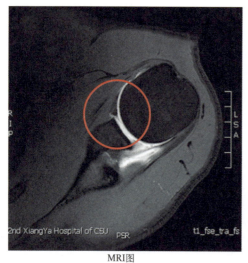

MRI图

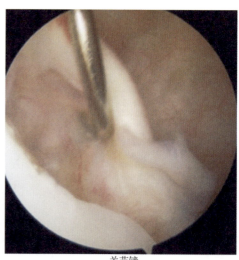

关节镜

图 2-3　肩关节脱位过程中造成盂唇损伤

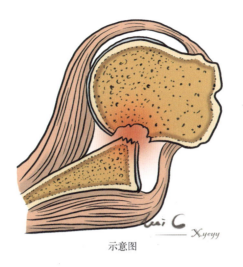

示意图

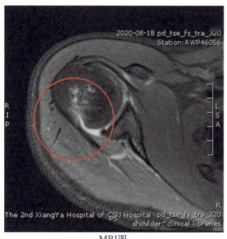

MRI图

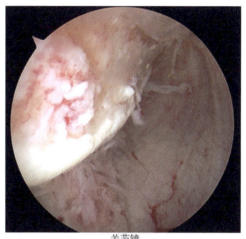

关节镜

图 2-4　肩关节脱位导致的肱骨头撞击损伤（Hill-sach 损伤）

　　对于肩关节脱位还没有复位的患者，X 线片可以明确肩关节是否脱位以及脱位的类型、是否合并骨性异常。但是对于复位后的患者，磁共振成像（MRI）检查必不可少。影像学检查中，只有 MRI 才能很好地显示盂唇撕裂，判断是否存在其他伴随损伤，比如肩袖、韧带的损伤。有些怀疑合并细微骨折的还需要使用 CT 扫描的方法才能判断，避免漏诊（图 2-5）。

三、肩关节脱位了怎么办？

　　（1）切忌自行暴力复位　非专业的暴力操作很容易造成二次损伤甚至骨

折。应该及时就医,寻求专业医生处理,尝试手法复位。如果由于疼痛、肌肉无法放松等出现复位困难时,切忌暴力处理,应该排除合并损伤后在麻醉下进行复位。

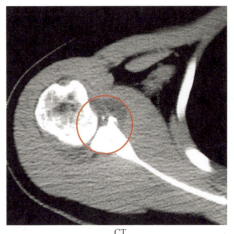
CT

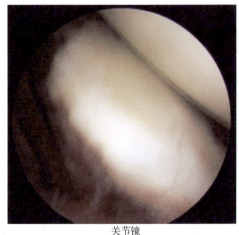
关节镜

图 2-5　外伤导致的肩关节脱位

　　(2)复位后贴胸悬吊固定　复位后还需要进行一些功能锻炼,尽量恢复肩关节的功能。①悬吊 3～4 周,鼓励做手腕和手指活动。去除悬吊固定后,开始功能锻炼,比如肩关节的前屈上举、主动的肌肉力量训练。②复位 1 个月后可开始做不过头顶的轻体力劳动。③复位后 3 个月内避免做举手投降的动作(图 2-6)。

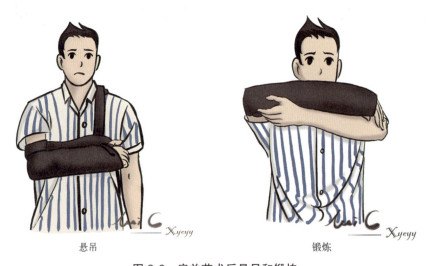
悬吊　　　　　　　　　　　锻炼

图 2-6　肩关节术后悬吊和锻炼

（3）进行关节镜手术　由于肩关节脱位的特殊性，首次脱位后复发的概率是很大的。特别是对于有运动需求的年轻人，再次脱位的概率高达90%。因此，越来越多的患者选择在首次脱位后便接受手术治疗。对于复发的患者，手术治疗就更应是首选了。

随着关节镜技术的发展和提高，以往的切开手术被微创的关节镜手术所替代。通过关节镜技术，我们可以使用若干枚锚钉对撕裂的盂唇进行可靠的缝合（图2-7）。但是对于少数病情严重、病史较长的患者，如果出现了骨性结构的缺损，治疗相对就复杂一些了，甚至需要植骨来恢复关节的完整性，但是总的来说肩关节脱位的手术总体疗效是良好的。

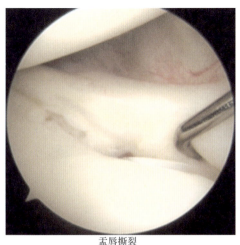
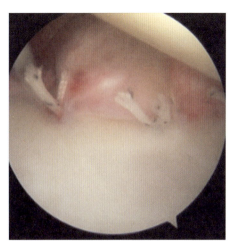

盂唇撕裂　　　　　　　　　　　　　关节镜下微创缝合

图 2-7　关节镜微创手术修复肩关节脱位导致的盂唇撕裂

 酷灵铠医生提醒您

- 肩关节脱位常见于中青年患者，在运动过程中受到轻微暴力后出现。
- 肩关节脱位往往造成关节盂唇和韧带的撕裂，严重者还会合并骨折。
- 肩关节脱位后应及时寻求专业的医疗帮助，切忌自行暴力复位。
- 关节镜治疗肩关节脱位已经十分成熟，而且总体疗效满意。

第二节　肩膀痛 ≠ 肩周炎

冬去春来，天气逐渐暖和起来，酷灵铠医生的邻居阿姨们也能够经常在广场上跳舞锻炼身体了。只是刚过五十岁的王阿姨这几天不见了踪影，以前她可是广场上的常客。舞蹈队的队友说她肩膀痛，听说是"肩周炎"犯了。

一、什么是肩周炎？

肩周炎，因好发于五十岁左右，又称"五十肩"，亦有"漏肩风""冻结肩"之称，在医学领域，更多特指冻结肩。现代医学认为，肩周炎是多种原因引起的发生在肩关节及其周围组织的慢性炎症导致关节粘连，表现为肩关节周围疼痛以及活动受限，像冰冻住了一样，因此才被叫作"冻结肩"。

诱发肩周炎的因素有很多，比如软组织的退变老化，长期过度活动，姿势不良等所产生的慢性劳损，上肢外伤后肩部固定过久，周围组织继发萎缩、粘连等。而且如果患有糖尿病、甲状腺功能减退、自身免疫性疾病等就更容易发生。

二、肩周炎有哪些症状呢？

肩周炎最主要的症状就是肩关节周围疼痛和活动受限。疼痛部位以肩关节周围为主，但很多患者也会感觉到上臂有痛感，同时有"昼轻夜重"的现象，我们称之为"夜间痛"，严重时容易造成睡眠障碍、焦虑等不适。与此同时，肩关节也会逐渐出现活动障碍，表现为各个方向的活动都受到限制，主动和被动活动度均明显降低。病情严重时，甚至无法完成梳头发、穿脱衣裤等日常动作，严重影响生活质量。

三、发生肩周炎怎么办？

肩周炎的病程一般分为三期。

（1）渐冻期　又称炎症期，主要表现是肩关节周围的疼痛，此时通过充分的休息、适当冰敷及口服非甾体抗炎镇痛药可以逐步康复。

（2）冻结期　在渐冻期过后，疼痛减轻，但肩关节活动明显受限，影响日常生活，此时发展到冻结期，亦称粘连期。冻结期应以功能锻炼为主，应适当进行肩关节的外展、外旋、内旋和内收锻炼，如常用的"手指爬墙"练习——面对墙壁站立，患肢手指轻贴墙壁，由下至上沿着墙壁缓缓向上移动，使患肢尽量上举至最大限度，在墙上作一标记，再慢慢向下回到原处，如此反复进行（图2-8）。做动作要尽量达到最大限度，但是一定要根据自己的疼痛耐受程度来进行，以免造成进一步的损伤。

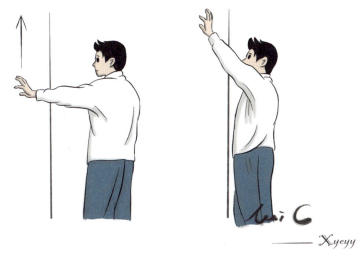

图 2-8　冻结期患者肩关节活动度锻炼

（3）解冻期　也就是恢复期，表现为肩膀疼痛明显减轻，肩关节的活动度也逐渐增加，病情好转，整个病程持续 7 ~ 12 个月。

很多人错误地认为肩周炎不用进行治疗，慢慢地自己就能痊愈。但事实上，肩周炎虽然是一种自愈性疾病，大部分患者可以通过针灸理疗等非手术治疗方式有效缩短病程，但是对于关节粘连严重，且经过非手术治疗效果不明显的患者，应考虑手术治疗。目前最常见的手术治疗方式是关节镜微创手术，医生通过关节镜等微创器械工具，可以将关节粘连充分松解，对于恢复关节活动度有着显著的疗效。

四、怎么判断肩膀痛是不是肩周炎？

虽然肩周炎是常见的引起中老年人肩关节出现疼痛的原因。但是如果把肩关节疼痛都归因于"肩周炎"是不对的。实际上，很多原因都可以引起肩膀痛。比如颈椎病有时候也会造成肩颈部的疼痛，容易被误诊为肩周炎。另外还有一些肩关节其他的问题也能造成肩关节疼痛，比如肩峰撞击、肩峰下滑囊炎、钙化性肌腱炎、肩袖撕裂等，但治疗方法是不同于肩周炎的，如果全部混为一谈的话很可能会延误治疗。

那么我们出现肩膀痛的时候，怎么判断是不是肩周炎呢？这里有两个简单的动作：①双臂向前伸直，与地面平行，然后缓慢上举，一直到举过头顶，然后放下；②将双臂放在身后摸后背，做出类似于背后抓痒和搓澡的动作。如果可以轻松做到这些动作，那么大概率就可以排除肩周炎。当然，肩周炎的最终诊断还需要咨询专业的医生，根据一系列体格检查并结合相关影像学检查来确诊（图 2-9）。

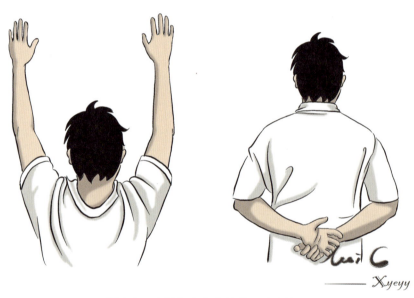

图 2-9　肩周炎患者肩关节活动度检测

 酷灵铠医生提醒您

- 在"肩周炎"早期，规范的保守治疗可以获得较好的疗效；但是对于严重的关节僵硬、功能障碍的患者，推荐采用关节镜下手术治疗。
- 并不是所有的肩关节疼痛都是"肩周炎"，要由专业医生进行鉴别、判断，以免耽误治疗。

第三节 肩膀里面长"石头"——钙化性肌腱炎

邻居邹阿姨的肩膀痛了几天，实在是忍不住了，前往医院做了检查，酷灵铠医生给邹阿姨开具了 X 线片检查和磁共振检查，不多久检查结果出来了。医生告诉王阿姨，她得的是肩袖的"钙化性肌腱炎"。还对着片子指了指："就是这里，像长了一个小石头在肩膀里面一样。"这可把邹阿姨吓到了："到底啥叫钙化性肌腱炎啊？"

一谈到肩痛，很多人的第一反应可能是肩周炎。实际上，导致肩膀疼痛的疾病有很多，肩袖钙化性肌腱炎就是其中之一。

一、什么是肌腱？

肌腱是肌肉末端的结缔组织，肌肉借此附着于骨骼或其他结构上。肌腱由平行的纤维束构成，它并不具备收缩能力。

二、什么是钙化性肌腱炎？

钙化性肌腱炎是指因劳损、退变、炎症等导致钙盐沉积在肌腱中。肩袖钙化性肌腱炎多见于 30 ～ 50 岁的运动人群。

通常将钙化性肌腱炎分为四期。①钙化前期：这一阶段很少有临床症状，在此期间肌腱组织的成纤维细胞出现变性，逐渐发展为后期的钙盐沉积。②钙化物形成期：钙化物浓度较高，呈粉笔状，可能无症状或在做外展动作时出现肩部疼痛。③钙化物重吸收期（也称急性发作期）：此期患者疼痛最为明显，钙化物形似牙膏状，严重时钙化结晶物会突破进入肩峰下滑囊，从而引起难以忍受的剧烈疼痛，甚至在夜间都可以痛醒，同时可能会有同侧手臂肌肉无力、上举困难的表现。④钙化后期：属于愈合期，疼痛较之前减弱或消失，部分伴有活动受限。

三、怎么判断有没有钙化性肌腱炎？

通过肩关节的 X 线可以发现钙化性肌腱炎的病灶，所以 X 线通常作为首选检查。借助关节镜也可证实是否为钙化性肌腱炎（图 2-10）。当然必要时也可以做彩超、磁共振等检查来排除其他肩部疾病。

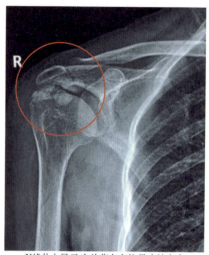

X线片上显示肩关节有高信号病灶存在

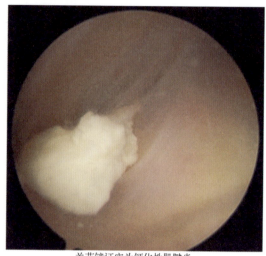

关节镜证实为钙化性肌腱炎

图 2-10　钙化性肌腱炎

四、怎么治疗钙化性肌腱炎？

肩袖钙化性肌腱炎的一般治疗方法很多，应根据自身的不同情况选择合理的治疗方案。

90% 的患者经保守治疗后效果明显，钙化灶吸收较好。保守治疗方法如下。①口服非甾体抗炎药（NSAID）：NSAID 可缓解患者疼痛症状，起到对症治疗作用，对有胃肠道疾病的患者，则选择服用 COX-2 抑制类非甾体抗炎药。但是 NSAID 只能缓解疼痛，并不能祛除钙化。②超声指导下针刺注射治疗：在超声指导准确定位下，注入皮质类固醇，皮质类固醇具有抗炎镇痛作用，而针刺也可以刺破沉积物囊壁使压力骤减，从而减轻疼痛，缓解症状。③体外冲击波治疗（ESWT）：ESWT 可促进钙化性肌腱炎钙化物的吸收，机制暂不清楚，但是研究表明对其治疗确实有效。

在经过半年的保守治疗后，仍会有 10% 的患者症状不能得到明显缓解，活动受限，严重影响生活，在这种情况下则应选择手术治疗。随着关节镜手术的成熟和手术方法的改进，关节镜下清除钙化物已成为常规手术方法，术后也可在短期取得很好的治疗效果。

第四节　带钩的肩峰——肩峰撞击

张先生是一个狂热的羽毛球爱好者，技术也很不错，隔三岔五就会在球场挥洒一番。可是最近他发现每当自己挥拍时，右侧肩膀都会疼痛，而且越来越严重，根本做不了扣杀的动作。为此，张先生专门去医院找酷灵铠医生就诊，医生给出了"肩峰撞击综合征"的诊断。

一、什么是肩峰撞击综合征？

肩峰撞击综合征通常是指由于肩峰和肱骨大结节之间的间隙变窄，在肩关节前屈、外展的过程中，肩峰与肱骨大结节之间的组织会遭受磨损和撞击，从而产生的一种慢性肩部疼痛。这种情况最容易出现在经常需要举手上抬过头顶动作（过顶运动）的人群中，比如羽毛球运动员、网球运动员、自由泳和蛙泳运动员等。

二、为什么会出现肩峰撞击？

上方是坚硬的肩峰，下方是活动的肱骨大结节，各种原因造成两者之间相对或者绝对的间隙变窄了，就容易发生肩峰撞击。

（1）先天因素　肩峰形态发生变异可能会导致肩峰撞击。正常的肩峰是平坦的，但有一部分人的肩峰是弧形的，甚至是钩状的，于是在肩关节活动时造成了与肱骨大结节之间的撞击，从而引起疼痛（图 2-11）。

（2）后天因素　反复的上举动作或者外伤导致肩峰下滑囊等结构出现炎症，肩峰骨质增生变形，间隙变窄从而出现肩峰撞击。

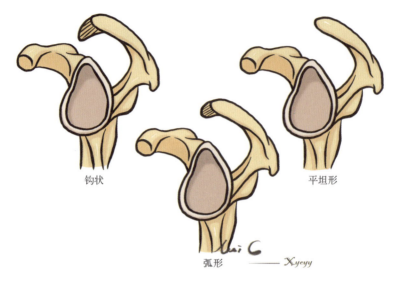

钩状　　　　　　　　　　　　　　　平坦形

弧形

图 2-11　不同类型的肩峰示意图

三、怎么判断有没有肩峰撞击呢？

　　肩峰撞击患者最显著的特征是无法完成过顶运动，或者说在做过顶运动时会出现疼痛。同时还有以下几个特征性的表现。

　　（1）疼痛弧　患者在前臂刚开始上举时不会感觉到疼痛，当抬高到一定的角度，一般是60°左右，就会出现疼痛。如果忍痛继续上举，大约超过120°之后，疼痛又消失了。这个上举60°～120°的区间，称之为"疼痛弧"。它是肩峰撞击患者最具有特征性的表现（图 2-12）。

　　（2）Neer 征　患者站立或坐下来，

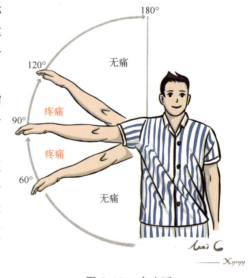

图 2-12　疼痛弧

保持身体舒适放松，可以用另一只手辅助进行自查。将患侧拇指尖向下，用一只手轻轻地举起要检查的患侧的手臂，缓慢抬起手臂，将它举过头顶，尽量伸直手臂，但不要过于用力。当手臂抬到最高点时，留意是否感到疼痛或不适。特别关注肩部或上臂的位置，看是否有疼痛的感觉。如果感到疼痛或不适，应前往医院，由专业医生进行 Neer 征检查，以确定疼痛的确切来源（图 2-13）。

（3）Hawkins 征　患者站立或坐下来，确保肩膀和手臂都是放松的。将要检查的手肘弯曲到大约 90°，然后慢慢抬高肩膀，让手臂平行于地面。最后保持上臂不动，向内向外旋转肩关节，留意是否感到肩膀或上臂疼痛或不适。如果感到疼痛或不适，应前往医院，由专业医生进行 Hawkins 征检查，以确保疼痛的确切来源（图 2-14）。

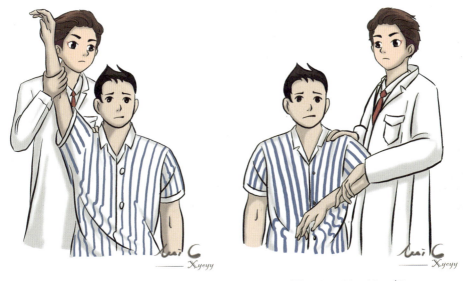

图 2-13　Neer 征　　　　　　　图 2-14　Hawkins 征

四、肩峰撞击综合征该怎么治疗？

肩峰撞击综合征的治疗目的是减轻患者的疼痛、恢复肩关节功能，治疗方式包括保守治疗和手术治疗。

（1）保守治疗

①功能锻炼。通过功能训练，放松牵拉紧张的肌肉并加强肩部肌肉力量，可以在最大程度上恢复肩关节的稳定性和运动功能，使肱骨头重新成为肩关节运动轴心，减少肩峰撞击。

②药物治疗。非甾体抗炎药（NSAID）能够减轻肩关节内滑囊及肩袖组织的炎性充血，缓解疼痛。

③局部封闭。在超声引导下向肩峰下滑囊内注射复方倍他米松注射液和利多卡因进行局部封闭治疗，能有效缓解患者的不适。但该方法疗效持续的时间较短，无法解决导致肩关节撞击的根本问题。

（2）手术治疗　目前关节镜技术已经取代了开放性手术，成为肩峰撞击综合征的有效治疗手段。可在关节镜下清理有炎症的肩峰下的滑囊组织，对喙肩韧带进行彻底松解并清除肩峰下的骨赘，同时术中观察如果有肩袖损伤，可行肩袖修复术。通过打磨去除肩峰增生骨赘，可以改善肩关节活动度以及骨赘对下方肩袖的切割（图2-15）。

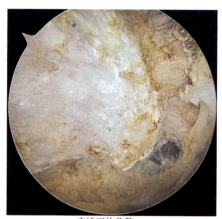 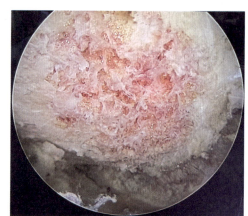

肩峰下的骨赘　　　　　　　　　打磨增生骨赘

图2-15　肩峰撞击综合征手术

关节镜手术创伤小恢复快，可以早期进行功能锻炼，已经得到了很多医生和患者的认可。

 酷灵铠医生提醒您

- 肩峰撞击综合征常常发生于需要经常"过顶运动"的人群。
- "疼痛弧"是肩峰撞击综合征的特征性表现。肩关节疼痛患者可以根据一些特征性表现进行自查。
- 口服药物、理疗、肩峰下注射药物可以有效治疗肩峰撞击综合征。
- 反复发生或者病程很长的患者要及时就医，接受正规治疗，避免由反复撞击造成肩袖损伤。

第五节　挥拍子带来的痛——上盂唇自前向后（SLAP）损伤

　　婷婷是一名优秀的心内科女医生，别看她平时弱不禁风的样子，她可是一名网球狂热爱好者。但是过度的运动导致她挥拍时会感到肩关节里面疼痛。婷婷医生自己查阅很多文献，发现了"死亡手臂""SLAP损伤"这两个陌生的名称。于是她找到运动医学科酷灵铠医生请教。

一、什么是 SLAP 损伤？

　　SLAP（superior labrum anterior and posterior）指的是肩关节上盂唇前部和后部的位置，这个位置附着着我们前臂的一块肌肉的肌腱，它叫"肱二头肌长头腱"。SLAP损伤是指上盂唇自前向后的撕脱，累及肱二头肌长头腱附着点处。在投掷运动的减速期、肩关节受到外力冲击、错误的举重或者卧推方式都容易引起SLAP损伤。此外，退行性病变和血供的影响也是造成SLAP损伤的重要因素（图2-16）。

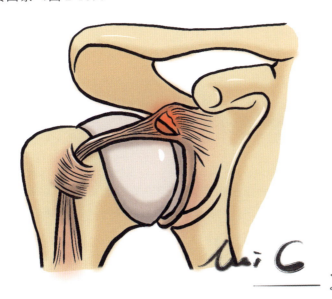

图 2-16　SLAP 损伤示意图

二、SLAP 损伤有什么症状？

疼痛是最主要的症状，这种疼痛主要发生在上肢过头运动和极度外展、外旋位的时候，就像婷婷医生打网球挥拍时最容易出现疼痛，可能伴随关节脱位的感觉。但是这种疼痛感的定位并不是很准确，有时候患者只是觉得肩关节里面疼却无法进行准确位置的描述。

三、怎么判断是不是 SLAP 损伤？

由于 SLAP 损伤带来的症状很隐匿且不典型，没有明显特点，所以要判断肩关节痛是不是由 SLAP 损伤引起的还是有一定难度的。

首先，单独的 SLAP 损伤常见于中青年，有一定球类运动爱好的人群长时间进行挥拍动作，尤其是扣杀动作，逐渐出现的肩关节疼痛。

专业医生对患者进行详细的体格检查也是诊断 SLAP 损伤的重要途径，但由于 SLAP 损伤常合并肩袖损伤，所以目前并没有针对性的体格检查来明确诊断 SLAP 损伤。常用的体格检查包括 O'Brien 试验、Yergason 试验和 Speed 试验，这几项检查的综合诊断意义相对较大。

常规肩关节 X 线检查对 SLAP 损伤的诊断帮助不大，关节造影、超声波及 MRI 对检查该病诊断有一定意义。应用磁共振关节造影 (MRA) 可使诊断率明显提高，准确率超过 70%。若有 SLAP 损伤存在，可在上盂唇、肱二头肌长头腱附着处发现高信号。尽管肩关节影像学检查的发展已经非常完善，但是肩关节镜检查仍是确诊 SLAP 损伤的最主要、可靠的方法。

四、如何治疗 SLAP 损伤？

SLAP 损伤的治疗要根据损伤的类型选择针对性的治疗。美国的 Snyder 医生将 SLAP 损伤分为 4 种类型。I～IV 型严重程度逐级加重。

对于 I 型这样以磨损为主的损伤来说，如果患者是对运动要求不高的中老年人，早期可以采取非手术治疗（如休息、制动、非甾体抗炎药和物理治疗），症状一般都会明显减轻。而对于其他损伤类型，就不仅仅是磨损的问题了，多少都伴有盂唇撕裂，有的甚至还有附着的长头肌腱损伤，就需要在关节镜下将坏死组织清理干净后再用锚钉进行修复固定（图 2-17）或将二头肌长头肌腱切断固定。而对于老年患者，如果盂唇撕裂明显，长头肌腱也大部分断裂的话可以考虑直接将长头肌腱切断，再根据情况决定是否再将肌腱固定在其他地方。

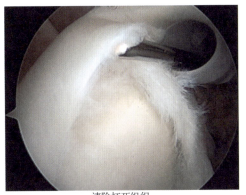
清除坏死组织

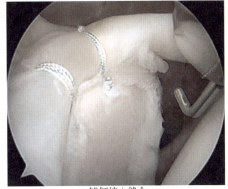
锚钉植入缝合

图 2-17　通过关节镜技术置入锚钉可以将 SLAP 损伤进行缝合修复

酷灵铠医生提醒您

- 单发的 SLAP 损伤常见于中青年运动爱好者。
- SLAP 损伤带来的肩关节疼痛并没有特异性，很难通过症状来确诊。需要专业医生综合判断。
- 要根据患者年龄、性别、运动需求来对 SLAP 损伤进行个体化的治疗。

第六节 "长袖善舞"的痛——肩袖撕裂

　　酷灵铠医生回到家，经常有小区的叔叔阿姨因为"自己肩膀最近疼得不行"来咨询。肩膀疼痛是很多老年朋友经常面临的问题，特别对于一些年纪稍大的女性患者，生活质量会受到严重影响。这些患者去医院就诊，磁共振报告多会显示"肩袖损伤"或者"肩袖撕裂"。看样子，"肩袖"的问题似乎已经成为引起肩关节疼痛的重要原因了。

一、什么是肩袖和肩袖损伤？

肩关节是人类最灵活的关节，我们常说的肩关节由肱骨头和肩胛盂构成，它们依靠周围肌肉、韧带来固定，其中最重要的就是"肩袖"。肩袖，顾名思义就是像袖套一样，它包括冈上肌、冈下肌、小圆肌和肩胛下肌这四块肌肉的肌腱，它们都是包绕肩关节的肌肉群，分别从肩胛骨发出，跨过肩关节，止于肱骨大结节和小结节上，为肩关节活动提供起始动力。

肩关节是我们日常活动最多，也是活动度最大的关节。因此，肩袖就是平时活动最多、活动度最广的肌肉群体，肩袖在骨头上的止点就像攀岩时运动员使用的镝子，当嵌入岩壁时可以承担起运动员向上爬的牵引力，但多次使用后，可能会拔出岩壁。肩袖好比就是这个镝子，活动久了，就会一点一点从止点剥离，也就是"肩袖损伤"。开始只有轻微不适，不影响活动，待累及范围逐渐增大，疼痛开始加剧，活动开始受限。特别是对于有糖尿病、类风湿关节炎等疾病的患者来说，肩袖出现退化、损伤的概率就更大。

肩袖损伤分为外伤性和慢性退变性损伤两类。外伤性损伤即肩关节受到即刻暴力引起的肩袖损伤，例如跌倒时肩关节着地，肩关节脱位等外伤原因导致的肩袖损伤；慢性退变性损伤是肩袖经过长期活动，尤其是反复外展、上举、旋转肩关节，造成肩袖与肩峰之间的摩擦撞击或者肩袖在肱骨止点腱性退变。临床上也经常会遇到原本就有肩关节慢性疼痛的患者，由于不慎摔跤而导致肩关节疼痛加剧、活动障碍的情况。这往往是由于本身肩袖就有慢性损伤，又由外伤导致更大、更严重的撕裂。

二、肩袖损伤的症状是什么？

肩袖损伤的常见症状为肩关节活动障碍和疼痛，早期主要以疼痛为主，而且最为代表性的特征是夜晚疼痛更剧烈，我们称之为"夜间痛"。这种疼痛导致患者只能保持某一个姿势入睡，甚至入睡困难，严重影响生活质量。随着累及范围增大，还会出现活动受限，主要表现为肩关节无力，前臂不能主动上抬，或者需要通过耸肩膀的方法才能完成梳头发、从高处拿东西的动作。

三、肩袖损伤怎么治疗？

肩袖损伤的治疗需要根据损伤程度、撕裂面积和病程长短来决定。一般包括保守治疗和手术治疗。

（1）保守治疗　如果损伤程度较轻，撕裂面积不大，可以先尝试保守治疗，包括调整活动方式，如减少上举、减少非必要外展的幅度或者频率；口服消炎镇痛类药物，超声引导下局部封闭，冰敷以及注射生物制品，如注射富血小板血浆；进行理疗康复，如拉伸训练、力量训练和适应训练等。

（2）手术治疗　如果肩袖撕裂明显，往往需要尽早通过手术来修复损伤的肩袖组织。目前主要的方法是利用关节镜微创手术的方式，包括关节镜下肩袖修复术、肩峰成形术和肩峰下减压术等。医生需要通过 MRI 检查来鉴别撕裂类型，有小于一半部分的撕裂可以保守治疗 3 ~ 6 个月，再次评估疼痛、活动范围或者复查 MRI 明确撕裂是否加重从而决定是否进行手术治疗，而大于一半部分撕裂以及全层撕裂则建议手术治疗。术中通过关节镜清理坏死的组织，打磨增生的骨赘，然后通过锚钉的植入来将撕裂的肩袖组织重新缝合到骨面上。

酷灵铠医生提醒您

- 肩袖撕裂好发于中老年患者，女性居多，特别是有糖尿病、类风湿关节炎患者。
- 肩袖撕裂会造成患者"夜间痛"，入睡困难以及肩关节活动障碍。肩袖撕裂时，侧躺压到伤肩，会像被针扎一样疼醒，但坐起来甩甩胳膊能缓解。而患肩周炎时，平躺时肩膀深处持续酸胀痛，怎么翻身都难受。
- 及时手术能够避免对肩关节功能造成不可逆的影响。

第三章
手腕、肘运动损伤

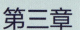

第一节　练完俯卧撑就手疼，小心三角纤维软骨复合体（TFCC）损伤

> 正值大学生军训，酷灵铠医生所在门诊有许多穿迷彩服的学生跑来开病假条，理由都是最近做俯卧撑之后就发现自己腕关节疼痛。这样的情况也经常发生在健身房，很多健身达人在做俯卧撑或者卧推动作时也出现腕关节疼痛、活动受限的情况。这时需要警惕是否出现了"TFCC 损伤"。

一、TFCC 是什么？

TFCC 是三角纤维软骨复合体 (triangular fibrocartilage complex) 的简称，很多朋友可能会觉得很陌生。它位于我们腕关节尺侧（小指侧），起于桡骨远端的内侧边界，止于尺骨茎突的基底部，是远端桡尺关节的主要稳定结构。TFCC 主要扮演"减震器"的角色，具有固定尺侧的腕骨、将尺侧腕骨承受的压力转移到尺骨远端的作用。

二、TFCC 是怎么受伤的？

TFCC 损伤就是手腕尺侧受到了过度的挤压或伸展拉扯，严重的可能导致整个下尺桡关节稳定性丧失。军训时常练的伏地挺身类项目都是对 TFCC 的巨大考验，稍有不慎就有可能造成急性损伤。常见的受伤原因还包括：摔跤时手撑地板、拿重物扭伤、健身房不当使用杠铃、攀岩时手腕姿势不当、骑车时扭伤以及过度或反复使用手腕等。

三、怎么判断是否 TFCC 损伤？

TFCC 损伤后最明显的表现就是腕关节用力或旋前旋后时疼痛，患者无法拧毛巾，还有运动弹响、肿胀、尺神经牵拉等临床表现。对于患有腕关节疼痛的朋友可以通过以下简单的检查方法进行自查。

（1）TFCC 挤压试验　用一只手握住患侧手部使其腕关节向尺侧（小手指的方向）偏移，同时适当加压，进行小范围的转动。如果出现疼痛或弹响，则有可能是 TFCC 损伤。

（2）尺侧鼻咽窝试验　用手指按压腕关节尺侧鼻咽窝，也就是小拇指一侧，可以看到腕关节横纹的地方，如果出现较为明显而位置固定的疼痛也要考虑是否有 TFCC 损伤。

但是由于 TFCC 损伤比较隐匿，仅仅通过体格检查还不能确诊，需要通过仪器检测进行诊断。例如磁共振检查，它能较好地显示关节周围软组织的结构，对 TFCC 损伤的诊断有较好的参考价值（图 3-1）。但是需要指出的是，有些不明显的损伤还需要借助关节镜检查才能最后确定。

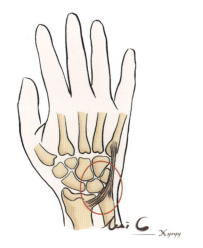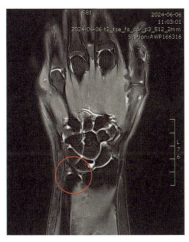

图 3-1　TFCC 示意图（左）和 MRI 图（右）

图中红圈所标注的即为三角纤维软骨复合体结构

四、TFCC 损伤了怎么办？

TFCC 损伤的早期要冰敷消肿止痛、休息制动。通过佩戴专门的腕关节支具、夹板来固定，而且应该选择硬质材料，这样才能减少前臂的旋转，给TFCC 的愈合提供机会。后期在康复师指导下进行锻炼，主要训练腕关节周围肌肉，如旋前方肌、尺侧腕伸肌等。与此同时可以往腕关节内注射局麻药和玻璃酸钠，起到消炎、镇痛、润滑营养软骨的作用。

由于 TFCC 的血流供应是借着尺动脉由外向内支配，一般只能到达 TFCC 外围的三分之一，因此若受伤位置较靠近中央，常常很难靠身体本身的修复能力来复原，在经过保守治疗后如果改善不明显，可能就需要手术治疗了。目前来说最常用的方式是在关节镜下把破损的地方缝合固定起来，这种术式创伤小，疗效也比较可靠。

酷灵铠医生提醒您

● 在日常生活中，突然的腕关节扭转动作，或长期的俯卧撑、卧推等动作都容易造成 TFCC 急性或者慢性损伤。

● 急性 TFCC 损伤患者应佩戴护腕，充分休息；并且通过口服药物，理疗等方法减轻炎症，促进愈合。而对于保守治疗改善不明显的病例，应及时接受关节镜微创修复手术。

第二节　手腕背部"鼓包"了

酷灵铠医生最近接诊了很多手部出现包块的患者，其中很多还是中年女性朋友。患者发现自己的手腕部长出来一个硬块，有的在腕关节处，有的长在拇指附近；有的不痛不痒，没什么不舒服，有的按上去有明显的疼痛，还影响关节的活动。这些都给患者带来了不小的担心：这些包块到底是怎么回事？要不要治疗？怎么治疗？今天就挑几个典型而常见的疾病跟大家说说。

一、腱鞘囊肿

腱鞘囊肿常发生在 20 ～ 50 岁人群，女性的患病率是男性的 3 倍。腱鞘囊肿通常发生于手腕背侧，也可发生于手腕的掌侧、掌指关节处和指背皮肤，一般位于表皮下几毫米处。小的腱鞘囊肿可能仅为豌豆大小，但大小可能发生变化。腱鞘囊肿表现为隆起于皮肤表面的坚硬、光滑、圆形或椭圆形的囊性肿物，其内含有清亮、凝胶样且通常黏稠的物质（图 3-2）。

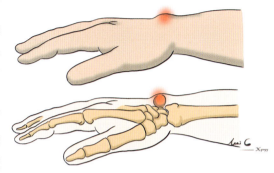

图 3-2　腱鞘囊肿示意图

大多数腱鞘囊肿的病因不明，有可能跟手腕部肌腱慢性劳损有关。腱鞘囊肿通常是无痛的，但有时会引起不适感。压迫到附近的神经时会引起疼痛，而如果囊肿太大有时会影响关节活动。

由于大部分腱鞘囊肿不引起疼痛，恶变的概率也微乎其微，而且有些腱鞘囊肿可自行消失，因而可以不必治疗。但是如果腱鞘囊肿影响美观、引起不适或持续增大，医生可使用针头和注射器对其内部的胶冻状液体进行抽吸。有时还可继续注射糖皮质激素进一步缓解不适感。也有些患者采用自行挤压使其破裂的方法，这有一定的可取性，但是复发的可能性很大。至于有人提出应将手置于桌面，然后用厚重的书或其他硬物敲击囊肿，这是不可取的。因其容易引起额外损伤，效果也不可靠，很多在不太长的时间后又重新形成囊肿。在部分人群中，由于囊肿影响美观，或者在关节活动过程中出现不适，则可以考虑手术切除。但是需要指出的是，由于腱鞘囊肿的特殊性，手术切除后 5% ～ 15% 的人可能会出现复发。

二、狭窄性腱鞘炎

还有一些患者会在自己手指关节处摸到一个小小的包块，硬硬的，按上去还很痛，而且会严重影响手指的屈伸活动。在拇指的关节处多见，其次是食指和中指。这是另外一种常见的手部肌腱劳损性疾病——狭窄性腱鞘炎（图 3-3）。狭窄性腱鞘炎是肌腱和腱鞘长期摩擦引起的慢性无菌性炎症改变。发生在拇短伸肌和拇长展肌腱鞘（手腕部），称为桡骨茎突狭窄性腱鞘炎；而发生在拇指或手指的指屈肌腱，就称为扳机指了。

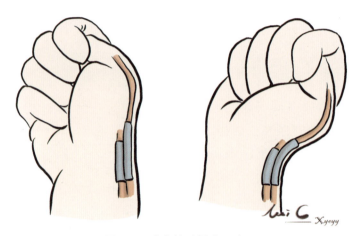

图 3-3　狭窄性腱鞘炎示意图

在了解腱鞘炎之前，先认识一下肌腱及腱鞘。肌腱牢固地附着在骨头上，具有连接肌肉及骨的作用。而腱鞘包裹着肌腱，肌腱在腱鞘中滑动。当频繁活动时，肌腱和腱鞘会过度摩擦，从而使肌腱与腱鞘充血、水肿，甚至出现渗出等无菌性炎症，医学上称其为"腱鞘炎"。腱鞘炎根据病因一般分为狭窄性腱鞘炎、急性纤维性腱鞘炎、风湿性腱鞘炎、急性化脓性腱鞘炎、结核性腱鞘炎这几种类型。而最为常见的就是狭窄性腱鞘炎。狭窄性腱鞘炎的常见原因是日常重复运动而导致手腕慢性过度使用。在 30～50 岁的女性中更常见，特别是从事频繁、重复的手部和手腕运动工作或活动的人群。

狭窄性腱鞘炎的典型表现如下。

（1）硬结包块　狭窄性腱鞘炎患者的手腕或指根部可以摸到包块或者硬结，按压有痛感，随肌腱活动滑动。

（2）弹响　手腕屈伸活动时会有弹响声或摩擦音。指屈肌腱腱鞘炎的患者活动手指时会出现咯噔的清脆弹响声，故俗称"弹响指"。

（3）疼痛　发病部位会有局部疼痛、压痛、活动受限。

（4）卡压　有些患者甚至出现手指卡住的现象，有时候需要用力去强制掰开，掰开的同时常常伴随一声弹响，类似于扣动手枪的扳机，故俗称"扳机指"。而患有桡骨茎突狭窄性腱鞘炎在旋转手腕、抓东西或握拳时，可能会感到腕关节桡侧（靠近拇指的一侧）疼痛。

腱鞘炎十分影响生活和工作，如何预防很重要。腱鞘炎很重要的一个发病机制是慢性劳损,所以避免肌腱的过度反复使用是关键。门诊经常看到有新生儿的家庭,长辈们长时间怀抱和抚拍小宝宝,使用到腕关节比较多,就容易诱发桡骨茎突狭窄性腱鞘炎。有一些工作需要手部重复性动作比较多,比如针织工人、餐饮从业人员等,就特别容易出现手部的"扳机指"。因此,特别要强调劳逸结合。一旦出现早期不适,就应该及时休息治疗,避免出现顽固性症状。

而对于已经出现了典型症状的人群来说,首选保守治疗,充分休息制动,必要时佩戴护具,或者使用肌肉贴,从而被动减少肌腱的活动,减轻局部炎症的发生。同时采取热敷、外用止痛药膏或喷雾剂、中药熏洗、类固醇激素局部封闭治疗、体外超声波联合超短波治疗等方式进行规范的保守治疗。保守治疗效果不佳或症状明显者,可选择手术治疗。手术时可将增厚、狭窄的腱鞘完整切除,解除卡压,手术效果较好,一般不易复发。

酷灵铠医生提醒您

- 腱鞘囊肿是手腕部常见的无痛性包块,大部分无需特殊处理;如果影响美观,或者出现疼痛不适,可以手术切除。
- 腱鞘炎的主要病因是肌腱的慢性劳损,因此避免手腕部进行重复性的工作是预防的关键。
- 手部包块不只是以上两种疾病,如发现异常,还需请专业医生判断。

第三节 "网球肘"不是网球运动的"专利"

陶先生是一名厨师,虽说年纪不大,但已经小有名气了。可是最近工作时总感觉左手肘关节附近疼痛,酷灵铠医生诊断为"网球肘"。可陶先生纳闷了:"我这天天在厨房,又不会打网球,怎么还得了'网球肘'?"

一、"网球肘"是什么?

"网球肘"的医学专业名称叫作"肱骨外上髁炎"。肱骨外上髁是前臂众多伸肌肌腱的附着处，包括桡侧腕短伸肌、桡侧腕长伸肌、尺侧腕伸肌、肘肌、指伸肌、小指伸肌等。它们共同承担着腕关节及手指的活动。前臂伸肌和肌腱因过度使用使得肌肉微撕裂、产生炎症和疼痛。在网球运动员和从事球拍运动的运动员中很常见，但它并不是网球运动员的专属，很多人都有可能受到此病的困扰，尤其是日常生活及工作中过度使用或不当使用手指与手腕的人群。例如，经常使用键盘和鼠标的公司白领、搬运工人、家庭主妇、经常进行不当的健身或举重训练的人、击剑手和经常演奏乐器的人等。厨师陶先生就是因为经常要"颠勺"炒菜而患病。这一部分人群需要大量反复的腕部活动，

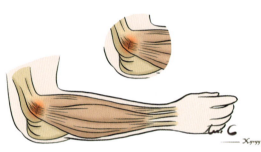

使得前臂伸肌腱劳损，甚至出现微撕裂。虽然大部分撕裂最终也可以愈合，但重复的工作使得肌腱在尚未愈合时重复用力，未完全愈合的纤维便很容易再次被撕裂。这种重复的撕裂会导致肌腱退化及肌肉萎缩，而使病情加重（图3-4）。

图3-4 肱骨外上髁炎示意图

二、"网球肘"有什么症状？

疼痛和无力是"网球肘"的主要症状。患者在做伸腕动作时会感到前臂外侧疼痛，而且疼痛可由肘关节附近扩展至前臂中段。疼痛可能因紧握（握手）或转动门把手而加重。继续压迫前臂肌肉会使情况恶化，导致未使用前臂时也出现疼痛。如果病程较长还会出现前臂肌肉萎缩。患者在进行腕部活动时，比如拧毛巾、拧瓶盖、搬拿重物时，感到无力，并且诱发疼痛。

可以通过一些身体检查来判断是否患上"网球肘"：①触压手肘关节外侧是否出现触痛感；②当将手腕向上扭并加以阻力时，手肘外侧附近会不会感到痛楚；③前臂肌肉是否呈现僵硬或者萎缩，当用力紧握物件或扭扯物件时（扭毛巾动作）是否感到疼痛。

三、"网球肘"怎么治疗？

尽早介入治疗是防止"网球肘"病情恶化的最佳方法。有多种办法可以治疗"网球肘"，首选保守治疗。保守治疗包括使用非甾体抗炎镇痛药、类固醇

激素注射、物理治疗、冲击波疗法及佩戴网球肘带（护肘）。与此同时，仔细体会在生活中哪些动作会诱使肘关节出现疼痛或者疼痛加重，这些动作均应尽量避免。在疼痛明显的急性期，可以应用冰敷。慢性期则要开始系列的康复训练。起初，活动时不要使用伸腕的肌肉，如可用慢跑或骑车来保持体力。疼痛减轻时，可开始肘关节及腕关节的柔韧性及力量训练。使用网球肘支具数周也有一定帮助。

如果采取保守治疗六个月至一年，症状仍然严重，便需要考虑接受手术。目前最普遍的方法是把病变的组织切除，对伸肌肌腱附着处进行松解。

教大家一组较为有效的"网球肘"康复保健动作：①将受累手掌向上；②用另一只手握住受累手的手指；③保持受累手臂肘部伸直；④轻轻牵拉手和手指使其伸展；⑤保持伸展30秒。以上动作重复4次为1组，每次做1组动作，每日做3次。

 酷灵铠医生提醒您

- "网球肘"并不是球类运动员的专属，其他腕部动作较多的职业从业者也是高发人群。
- 减少手腕部的动作，辅以药物、理疗、按摩等综合治疗，是减轻症状的关键。
- 如果保守治疗不见成效，则可以考虑手术处理。

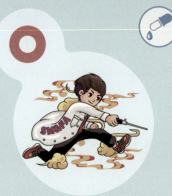

第四章
足踝运动损伤

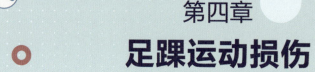

第一节 踝关节——运动损伤的重灾区

　　酷灵铠医生被邀请担任社区足球运动会的保健医生。比赛前酷灵铠医生拿出了护踝和护腿板，准备给选手们穿上，结果他们纷纷表示："不用不用，我们以前一直就是这样比赛的，也没出啥大问题，哪需要这么麻烦，绑着护踝，跑起来感觉都不灵活了。"见此情形，酷灵铠医生只好耐心地跟选手们解释："不要有侥幸心理哦，踝关节可是运动损伤的重灾区。"

　　踝关节是容易在运动中发生损伤的关节之一，特别是踝关节二次损伤更是常见。在所有运动创伤疾病中发生率最高的是踝关节扭伤，它占所有运动损伤的 16% 以上，每天约一万人中就有一例踝关节扭伤病例出现。

一、踝关节的解剖组成

　　我们常说的踝关节指的是"胫距关节"，也就是由上方的胫骨和腓骨形成一个凹陷，将它下方的距骨部分"镶嵌"在里面，组成一个杵臼样的关节。在这个基础上，再加上周围的肌肉、韧带以及关节囊就形成一个既稳定又灵活的关节来参与日常生活和运动。运动过程中急停、移动、扭转等突发动作会使踝关节的平衡遭到破坏，踝关节被强迫地内、外翻转，就很容易造成损伤。

二、踝关节的运动损伤主要有哪些呢?

（1）扭伤　踝关节扭伤是最常见的损伤之一，也就是老百姓常说的"崴脚"。扭伤后可以造成多种伤情，其中包括韧带损伤或断裂、骨折脱位、关节软骨损伤、肌腱损伤或断裂等。

由于踝关节的特殊构造，最常见的扭伤是由踝关节过度内翻引起的。这种过度的内翻超出了外侧韧带所承受的拉力，从而造成了外侧韧带的撕裂，最常见的就是距腓前韧带，其次是跟腓韧带。而内侧的三角韧带较为坚韧，损伤较为少见。

轻微的扭伤通过早期支具制动保护、休息等保守治疗就能获得良好的效果。较为严重的扭伤则需要及时就诊，接受专业医生诊断和治疗，有些甚至需要手术治疗。

（2）骨折　容易发生踝关节骨折的运动项目有跳伞、滑雪、跳远和足球等冲击力比较强的项目。常见的骨折主要类型有内踝骨折、外踝骨折以及两者兼而有之的多发骨折。

由于踝部骨折大部分涉及关节，如果骨折复位不佳将严重影响关节功能，造成创伤性关节炎而出现长期疼痛，因此踝关节骨折复位应尽量达到解剖复位。治疗方式包括保守治疗和手术治疗。保守治疗适用于没有移位的骨折或手法整复后保持稳定的骨折，石膏固定6～8周。手术治疗用于难以手法整复和复位后不稳定的骨折，以及涉及关节面的骨折，需切开复位、固定（图4-1）。

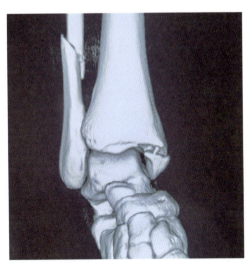

图4-1　踝关节骨折X线片

（3）跟腱断裂　跟腱虽然是人体最强壮的肌腱，但是在运动过程中却经常出现断裂的情况。跟腱断裂对运动功能造成的障碍最严重。损伤时可能会有脚后跟被木棒敲打了一下的感觉，疼痛感不是很明显，容易被漏诊而错过最佳治疗时间。

对于年轻且较活跃的人，特别是运动员，倾向于选择手术来修复断裂的跟腱，而老年人则可能倾向于选择非手术治疗。无论哪种治疗，都需要在专科医生或者专业康复师指导下进行康复锻炼，促进愈合并增强腿部肌肉、跟腱的力量，恢复到伤前的水平。

（4）踝关节骨关节病　多见于足球、体操、篮球、滑雪运动员以及舞蹈演员，尤其是长期从事足球运动的人，因此也称为"足球踝"。本章第五节有专门的介绍。

骨性关节病多样且复杂，还需到医院进行各类影像学检查，制订适合自己的治疗方案。

酷灵铠医生提醒您

踝关节疾病和损伤千万不可小视，有时候看似微小的创伤也可能造成大麻烦。因此我们在感到不适或者受伤以后要及时去医院找运动医学专科医生检查清楚，防微杜渐，早发现早治疗。

第二节　疲劳运动，小心跟腱断裂

酷灵铠医生是一位 CBA 的球迷，他最喜欢的球星在 CBA 总决赛中跳起抢篮板时，在毫无对抗的情况下，突然双手紧紧握住右足后方，痛苦倒地，赛后伤情确认：跟腱断裂！酷灵铠医生非常担心该球星的篮球生涯，因为许多著名篮球球员和足坛名将都曾被跟腱断裂困扰，甚至因此结束职业生涯。

一、什么是跟腱？

人体跟腱是小腿三头肌即腓肠肌和比目鱼肌的肌腹下端移行的腱性结构，止于跟骨结节，长约 15cm，是人体最粗最强大的肌腱之一。跟腱的主要功能是屈小腿和跖屈踝关节，是小腿肌肉力量传导至足部最主要的解剖结构。对人体行走、站立和维持平衡有着重要的意义（图 4-2）。

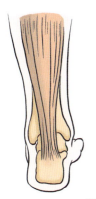
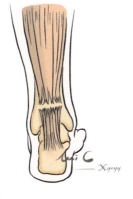
跟腱断裂示意图

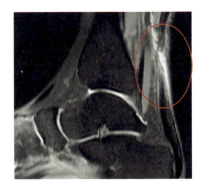
磁共振上可以看到跟腱断裂后不连续

图 4-2　跟腱断裂

二、哪些动作会导致跟腱断裂？

跟腱断裂常发生在高强度的竞技比赛中。突然的发力加上剧烈的关节活动，使得跟腱受到超出承受范围的负荷与长度变化，小腿肌肉会剧烈地收缩震颤，伤时感觉小腿后方被敲击或踢中，就像连接足跟和小腿肌肉的皮筋突然崩断了一样。

跟腱断裂可分为轻度和重度两类，轻度跟腱撕裂可通过打石膏、休息、静养等保守治疗方式达到愈合。但若是完全断裂，通常需手术缝合撕裂的跟腱，恢复时间相对较长，短则半年，长则一年。而且手术缝合修复的肌腱力学强度为原来的 40% ～ 60%，日常活动不受影响，剧烈运动时容易再次断裂。

跟腱断裂的常见原因如下：①开放性损伤，为锐器或钝器直接割伤或击打跟腱致其断裂；②闭合性损伤，多为跑、跳运动损伤，如跳起投篮、翻筋斗、跳远等，在跟腱本身有退行性病变的基础上，这些动作均可导致跟腱撕裂发生。其他引起跟腱断裂的高危因素：①既往的跟腱损伤或病变、感染、系统性炎性疾病；②痛风、甲状腺功能亢进、肾功能不全、动脉硬化；③喹诺酮类抗生素的使用；④高血压及肥胖等。

三、如何预防跟腱断裂？

跟腱断裂的高发年龄段是 30 ～ 50 岁，以男性多见，尤其是热爱网球、羽毛球、篮球、足球等高强度"急动急停"运动的中年男性。另外，普通人由于日常不良生活习惯造成的跟腱细微损伤，也可能在一次较大强度的活动中造成跟腱的断裂。

因此，对于非运动员来说，在日常生活中做好预防也很有必要：①运动前后注意拉伸；②锻炼需循序渐进；③避免过度疲劳，动作变形，如果运动时感到疲劳或不适，建议适当休息，不要继续运动；④慎选运动场地，避免在坚硬或光滑的地面长跑；⑤选择舒适透气的着装及具有良好缓冲性能的鞋子。

四、如何快速准确判断跟腱是否断裂？

急性跟腱断裂者有明确的运动损伤病史，多数患者回顾受伤时脚踝后方有棒击感及弹响，且损伤常发生于踝关节极度背伸位发力时，患者常会听到"啪"的一声，突然间产生剧痛，用手压脚后跟会出现凹痕，同时脚踝会感觉乏力，局部有淤血，并伴有肿痛。

五、跟腱断裂的手术治疗方式

跟腱手术分为传统开放手术和微创小切口修复两类。传统开放手术通常在小腿后部跟腱断裂处的附近切开，然后将撕裂的跟腱组织采用特殊缝合方法编织在一起。根据跟腱撕裂的程度，可能需要用自身肌腱翻转或者其他肌腱加强修复，尤其是在跟腱慢性损伤或者组织回缩严重的情况下。微创小切口修复与传统开放手术相比可降低感染率且有美观的效果，但需要严格把握手术适应证。

酷灵铠医生提醒您

- 应选择适合自己的运动，跟腱负荷超过能承受的限度就会造成损伤。
- 运动前要充分热身，如做好关节、韧带、肌肉的预热和拉伸，以便将身体的兴奋点调节到最适宜的状态。
- 避免疲劳运动，在疲劳时人体的自我保护能力下降，所以在运动中更容易受伤。
- 有慢性跟腱炎表现需要早发现、早治疗。

第三节　崴脚了，该怎么办？

酷灵铠医生下班回家，这时阿昊被几个朋友搀扶着走进屋里来："铠哥，我跟同学打篮球的时候不小心踩在同学脚上，把脚崴了，有活络油吗？赶快帮我喷上，再给我揉一揉。""不行！"酷灵铠医生赶紧阻止，拿出弹力绷带，随后从冰箱里取了一些冰块，在阿昊受伤脚踝处做起了冰敷，用弹力绷带把脚踝轻轻加压包扎起来。没过多久，阿昊感觉疼痛减轻了不少。酷灵铠医生笑着说："崴脚很常见，但是处理不恰当的话也会带来不小的麻烦哦。"

大部分崴过脚的人休息一段时间后基本痊愈，但是仍有小部分人并没有痊愈，有的会不经意再次扭伤，有的不敢参加体育运动，有的不能穿高跟鞋走路，还有的走久了踝关节就不舒服。注意了！这些与第一次处理不当有关系。

一、崴脚到底是伤了哪里？

崴脚虽然就发生在一瞬间，但伤的地方可不少。首先是"距腓前韧带"，其次是"跟腓韧带"，有的甚至会出现撕脱骨折并累及软骨。由于踝关节的骨性结构是内侧高外侧低（大家可以摸摸自己踝关节两侧的骨性突起），平时扭伤大多数都是踝关节内翻受伤。这个动作最容易损伤的就是外侧的距腓前韧带，如果扭伤的力量更大一点，接下来还会造成跟腓韧带损伤、软骨损伤甚至撕脱骨折（图 4-3）。

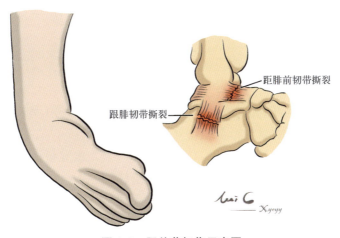

距腓前韧带撕裂

跟腓韧带撕裂

图 4-3　踝关节扭伤示意图

二、为什么崴脚后总是不舒服？

这个跟崴脚时受伤严重程度有很大关系。从专业角度来说，我们把踝关节扭伤分 3 级。

Ⅰ级（轻度）指关节韧带轻度伸展，无肉眼可见的断裂或关节不稳定。

Ⅱ级（中度）是韧带部分断裂伴中度疼痛和肿胀，有功能受限和轻中度不稳定。通常情况下，患者表现出负重障碍。

Ⅲ级（重度）是指韧带完全断裂伴明显疼痛、肿胀和血肿，有明显的功能受损和不稳定。此外，踝关节扭伤还可以合并踝关节骨折、软骨损伤、肌腱损伤等。

如果是轻度损伤，休息几天就痊愈了。那么日常生活中怎么判断自己的伤情呢？

如果扭伤时没有摔倒，还是站立的状态。在扭伤过程中，踝关节没有明显的错位感，没有听到韧带撕裂的"啪"的声音。停留一会儿后，还能站立、行走。踝关节慢慢出现肿胀，并且不明显，也没有出现皮肤紫绀的现象。这种情况下，可能只是轻度扭伤。如果扭伤过程中能感觉到明显的踝关节错位感，摔倒在地，受伤一侧无法站立、行走，很快出现了踝关节的肿胀，紫绀明显，这时候就可能达到中、重度损伤了。

三、崴脚后如何治疗？

对于轻度扭伤，佩戴护踝、休息、减少行走即可。但是对于中、重度的扭伤，建议采取更多的保护、治疗措施，严格按照国际推荐的 PRICE 原则处理（图 4-4）。

（1）保护 当发生踝关节扭伤，首先应进行保护，减少或避免负重，可用手杖、腋杖等辅助；用踝关节支具或者石膏进行包扎固定。如踝关节存在明显肿胀、畸形，有开放性创面、出血等异常情况，应立即到附近医院就诊。如无需紧急医疗救治，则可自行采取后续处理原则进行处置。

（2）休息 受伤后进行充分休息，以保护肌肉、跟腱和其他组织，防止伤势进一步恶化。休息是运动伤害复原的首要条件。

（3）冰敷或冷敷 建议使用专用的"运动医学冰袋"或者临时使用其他容器，盛装 1/2 冰块和 1/2 水的"冰水混合物"。应敷在软组织损伤较明显处（即肿痛显著处），每次可以敷 20 ～ 30 分钟后休息 20 ～ 30 分钟，作为一个循环，每天 5 ～ 6 个循环。冰敷可以刺激损伤处血管收缩，减少组织液和炎症因子渗出，从而达到止血、减轻肿胀和镇痛的效果。当然，避免冻伤也很重要。至于踝关节扭伤后冰敷的期限，目前并没有统一结论，多建议尽早冰敷，且急性期不建议热敷。

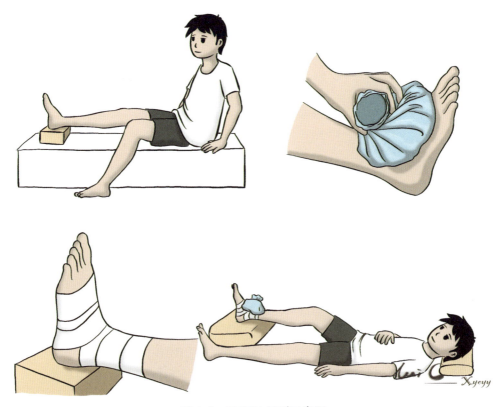

图 4-4　PRICE 原则示意图

　　（4）加压包扎　通过弹力绷带包扎实现伤处的制动，能很好地起到压迫止血、减轻肿胀的作用。但包扎的松紧程度应该适中，过紧会阻碍血液循环，导致踝关节肿痛加重；过松则起不到压迫止血、固定的作用。还需要根据肿胀的变化及时调整。建议使用自粘式的弹力绷带。

　　（5）抬高患肢　将伤侧下肢抬高，平卧时稍高于心脏水平即可，以减少流向损伤部位的血液，从而减少软组织内出血和损伤部位的组织液渗出，有利于减轻踝关节肿胀，促进康复。

酷灵铠医生提醒您

- 重视踝关节扭伤，PRICE 原则只是一个急性期的处理，必要时还是要及时就医，遵医嘱。
- 不要排斥 CT 检查、磁共振等检查，它们能清晰地展现您受伤的情况，为医生制订适合您的治疗方案提供帮助。
- 不要轻易使用各种简易、轻便的固定装置，不要随意拆除石膏固定。毕竟石膏固定最牢靠，效果最好。哪怕固定时间短一点，也比不固定要好很多。
- 必要时接受手术治疗，新鲜损伤的手术效果远比陈旧性损伤的手术效果要好。

第四节　跖筋膜炎——足底疼痛的罪魁祸首

清晨，邓师傅准备下床穿衣服，刚站起来，脚底突然一阵钻心的疼痛，一下子忍不住叫出声来。过了几天，邻居遇到邓师傅，关心问怎么这几天不见他出来散步，邓师傅皱着眉头说："我这脚底板疼了好几天了，特别是早上刚下床的时候疼得厉害，走几步后反而减轻了，但是走的时间长了，又会开始疼。看来这问题不会自己好了，我还是要去医院找医生瞧瞧。"

第二天到医院，酷灵铠医生询问道："您平时是不是经常在小区散步，走的时间还挺长？""对啊！医生，我曾连续一周在朋友圈步数排行榜上蝉联第一名呢！你瞧瞧，前天 31000 步，又是冠军，哈哈！"酷灵铠医生说："您这个情况应该是跖筋膜炎，因为走路太多，超负荷了。"

一、什么是跖筋膜炎？

跖筋膜炎，又称足底筋膜炎，是一种常见的足踝部疾病，大约 80% 的足底疼痛都由它引起。然而，绝大部分人对这个"罪魁祸首"了解甚少。在我们足底有一层筋膜组织，连接了后方的足跟和前方的足趾，具有维持足弓的作用，这层筋膜组织，因长期超负荷诱发了无菌性炎症，称为跖筋膜炎（图4-5）。

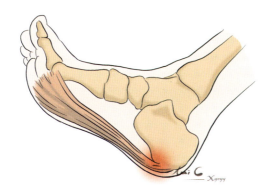

图 4-5 跖筋膜炎示意图

二、跖筋膜炎的疼痛点在哪里？

具体疼痛点因人而异，其中多发生在足跟底部，也就是跖筋膜的跟骨结节附着处，也有少数人疼痛点位于足底中部或者足底前部。最常见于起床或久坐后起身走几步时，足底及足跟部感觉到刺痛，行走一段时间后疼痛逐渐消失。而长时间行走或站立后，该部位又可能出现疼痛。长此以往，导致纤维化慢性炎性改变，后期还可能形成跟骨骨刺。

需要注意的是，并非所有脚痛都是跖筋膜炎引起的。有些人疼痛点也在足底，但可能由脂肪垫萎缩、腱鞘囊肿、神经卡压等引起；有些人疼痛点位于足跟后方，常见的疼痛原因有跟腱止点炎、跟腱炎、滑囊炎等。有时需要仔细的体格检查及影像学检查才能鉴别开。

三、哪些人容易发生跖筋膜炎？

① 40～60岁，女性多于男性；②肥胖人群，BMI>27kg/m² 的人群发生率显著增高；③教师、农民、工人、军人、舞蹈演员等需要长时间站立或行走的人群；④长跑运动员、徒步爱好者。

四、跖筋膜炎有哪些治疗方法？

治疗分为保守治疗和手术治疗两大类。90%的患者通过保守治疗，一年内可完全恢复。保守治疗包括以下几种方法：①休息，这一点十分重要，如果继续长跑、久站，那么任何治疗的效果都要大打折扣；②使用非甾体抗炎镇痛药，如外用的依托考昔（澳托芬）、口服的塞来昔布（西乐葆）等；③体外冲击波治疗；④局部封闭注射治疗，适用于严重疼痛者，不应重复多次使用；⑤使用有足弓支撑的鞋垫，经专业足底压力测试，定制鞋垫效果更佳；⑥腓肠肌、跟腱及跖筋膜的拉伸练习（图4-6）。

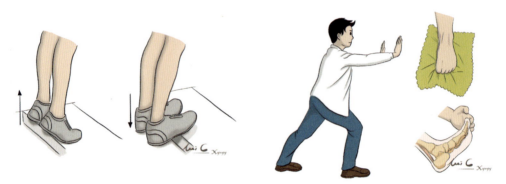

图 4-6　跖筋膜炎康复治疗示意图

　　经过保守治疗无效，疼痛仍然反复发作者，可以考虑接受手术治疗。手术方法包括：跖筋膜松解、跟骨骨刺切除、神经松解术等。手术创伤并不大，如需要可以选择关节镜微创手术。

 酷灵铠医生提醒您

- 足部疼痛的原因多种多样，足底疼痛最常见的是跖筋膜炎，足跟后方疼痛常见于跟腱炎和跟腱止点炎。
- 工作生活中长时间站立或行走的朋友，需要警惕跖筋膜炎的发生。
- 跖筋膜炎属于自限性疾病，绝大多数人都可以治愈，不用过度担心。
- 休息和拉伸训练是最简单最有效的治疗方法，但不是一两天就能见效，关键在于坚持。建议在学习和工作之余坚持做广播体操，可以经常对身体各部位进行有效拉伸。
- 可以把全身的筋膜看成一个整体，足底筋膜与小腿后方筋膜相连，向上又与大腿腰背部筋膜相连。因此，做小腿筋膜拉伸，也有助于减轻足底筋膜负担。

第五节　足球运动常见损伤——"足球踝"

> 运动损伤总是和运动紧密联系在一起，就像一把"双刃剑"，在强健了体魄的同时，也让我们更频繁地患上一些伤病。有些伤病因此而获得一个十分"接地气"的通俗叫法，让运动爱好者们耳熟能详，记忆深刻。除前面提到的"网球肘"外，还有一种疾病被叫作"足球踝"。

一、"足球踝"是如何形成的？

"足球踝"又称"踝关节前部撞击综合征"，指踝关节胫骨前唇与距骨骨赘之间的相互撞击。因此病常见于足球运动员或足球爱好者，故称为"足球踝"。在滑雪、体操、田径等运动中也可见到此病发生。

"足球踝"的形成与踝关节解剖结构和关节过度活动有着密切关联，特别是由于踝关节扭伤，踝关节有不合槽的活动，就会使得距骨和胫骨反复撞击，继而会长出一些骨刺，这些骨刺在运动中相互撞击，从而引起踝关节的疼痛。（图 4-7）。

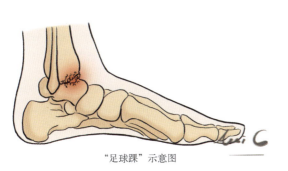
"足球踝"示意图

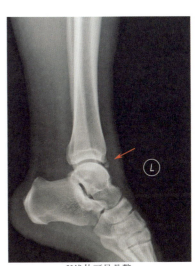
X线片可见骨赘

图 4-7　"足球踝"

二、"足球踝"的症状有哪些？

运动时活动受限、疼痛是"足球踝"的主要症状，症状加重时，也可见有患者出现难以下蹲的现象。此外，踝关节前方疼痛、轻微肿胀等也是常见症状，体征常有压痛，踝部有摩擦感、摩擦音。X线检查可显示胫骨与距骨颈有骨唇和骨质增生形成，偶尔可见游离骨体。

"足球踝"的常见症状和体征：①手指按压踝部前方有疼痛感；②踝关节跖屈背伸时疼痛；③踢球时踝关节前方疼痛明显；④症状严重时，踝关节肿胀，活动明显受限。

三、如何预防与治疗"足球踝"？

"足球踝"治疗分保守治疗和手术治疗两种方法，一般优先推荐保守治疗。

保守治疗主要包括局部制动、限制踝关节活动范围等。如果是训练期的运动员们，可根据病情调整训练内容和进程，尽可能地减少踝关节的活动，要严格控制可能引起踝关节疼痛加剧的动作。对于症状较轻或有类似X线表现但并无症状者，可在不停止训练的情况下加强对踝关节的保护。比如训练时踝关节部穿着专业的医用护踝绷带，防止踝部过度屈伸和内外翻，亦可有效防止踝关节反复扭伤，一般2～3周后，症状会逐渐消失或减轻。疼痛时在医生指导下正确使用止痛类药物和软骨保护药物，必要时行痛点封闭治疗，以改善"足球踝"的症状，促进康复。建议足球运动爱好者们尝试采用跖屈45°位来踢球，可以更好地减小踝关节软骨的损伤程度。

当保守治疗无效时，并且踝关节的骨质增生引起踝关节活动明显困难者，可考虑行踝关节镜下清理手术来治疗，但具体手术方式需要根据具体病情来决定。

 酷灵铠医生提醒您

提醒各位足球运动的爱好者，要注意保持规律的作息，运动不冒进，保持良好的运动习惯和控制体重。运动前做好踝关节的保护，充分完成比赛前的热身运动，这样有利于减少运动损伤的发生。平常也可以通过踝关节稳定性的下肢肌肉力量练习，平衡能力和本体感觉训练，比如前脚掌走、单足跳、单腿下蹲等支撑动作，增加踝关节的力量训练，亦可降低踝扭伤的发生率。

第六节 不可逆转的损伤——距骨骨软骨损伤

今天酷灵铠医生的门诊走进来一个老熟人，患者小李："酷灵铠医生，我半年前扭伤过的这个脚踝，最近又痛起来了。"酷灵铠："这么久了还痛呢？"小李："上次扭伤是外侧肿，外侧痛，最近是偏内侧痛。""我帮你看看。"说着酷灵铠医生帮小李仔细检查起来。小李："你用手按着都不痛，就是走路走久了会痛，而且感觉是关节里面，很深的位置痛，具体哪个点也说不上来。"酷灵铠医生："你这个情况可不能大意了，有可能是距骨骨软骨损伤哦，还是做个 MRI 仔细检查一下。"

一、距骨骨软骨损伤的原因有哪些？

距骨骨软骨损伤又称剥脱性骨软骨炎，大多数是由脚踝扭伤等创伤引起的。其中内侧骨软骨损伤 61% ～ 70% 由创伤引起，外侧骨软骨损伤 93% ～ 98% 由创伤引起；也有少数非创伤性的病因，比如局部缺血坏死、系统性血管疾病、维生素 D 缺乏等。男性发病率高于女性，常见于运动爱好者，平均患病年龄为 20 ～ 40 岁。

二、什么是软骨？

软骨是脊椎动物特有的胚胎性骨骼，是一种无血管、略带弹性的坚韧组织，在机体内起支持和保护作用。软骨可分为透明软骨、弹性软骨和纤维软骨三类。成年人软骨存在于骨的关节面、肋软骨、气管、耳郭、椎间盘等处。位于骨关节面的软骨最容易出现损伤，关节软骨损伤时，经常同时伴有软骨下骨损伤，因此统称为骨软骨损伤。

三、骨软骨损伤会自愈吗？

每当脚踝扭伤时，大家最关注的是有没有骨折，其次关注有没有韧带损伤，往往会忽略距骨骨软骨损伤的存在。不幸的是，由于软骨特殊的组织构成，其再生能力几乎为零，换句话说就是不要指望它能够自己愈合了。轻度的骨软骨损伤，位置表浅，面积小，病情进展的速度也非常慢，对关节功能影响不大。然而中度或重度骨软骨损伤，位置深，面积大，损伤的范围还有可能随着时间推移进一步扩大。因此，对于脚踝扭伤要提高警惕，不仅要关注骨折的问题，还要小心韧带与软骨的问题，特别是容易忽视却又不可逆的骨软骨损伤。

四、怀疑有距骨骨软骨损伤时应该做什么检查？

踝关节磁共振成像（MRI）检查可以明确判断有没有骨软骨损伤，并且对骨软骨损伤的位置、面积和深度一目了然。一般来说，X线片只能判断有没有骨折，而磁共振不仅能判断骨折，还能判断软骨、韧带、肌腱等几乎所有结构的损伤，并且对人体没有辐射危害。还有一点需要注意，如果脚踝扭伤后疼痛、肿胀比较严重，甚至皮肤还出现淤血，建议尽早去做磁共振检查，不要等到几个月以后再去。早发现，早治疗，避免病情加重。反复崴脚患者磁共振成像可见多处距骨骨软骨损伤（图4-8）。

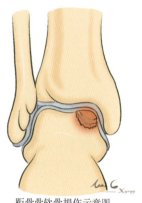
距骨骨软骨损伤示意图

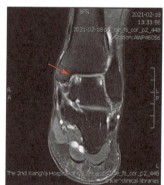
距骨骨软骨损伤MRI图

图4-8 距骨骨软骨损伤示意图和磁共振成像

五、距骨骨软骨一旦损伤，还有的治吗？

虽然说软骨损伤不可逆转，但是随着医疗水平进步，距骨骨软骨损伤的治疗方法也日趋成熟。目前而言，治疗方案要根据损伤的面积、深度以及患者的年龄等因素综合考虑。

保守治疗最重要的一点是减轻负重，不做剧烈运动和重体力劳动，特别是在受伤 4～6 周内，可以穿戴充气靴保护。如果保守治疗无效，就需要接受手术治疗。手术方案有多种，医生会根据具体情况选择适合的方案。目前对于深度较浅、面积较小的损伤最常用的方法是微创骨髓刺激术，产生新生纤维软骨替代透明软骨，关节镜下可以看到距骨表面剥脱的软骨，通过微骨折可以促使损伤部位重新生长，类似软骨覆盖（图 4-9）；对于较深、面积较大的损伤常用自体骨软骨移植术，需要从自身其他部位取一小块带软骨的骨头，填补到损伤的距骨上；还有自体软骨细胞移植术，可以产生新的透明软骨，但费用较高。总的来说，距骨骨软骨损伤有多种方法可以有效治疗，很多运动员也接受过手术治疗，例如葡萄牙足球巨星 C 罗，手术后治疗效果很好，依然可以统治绿茵场，不用过度担心。

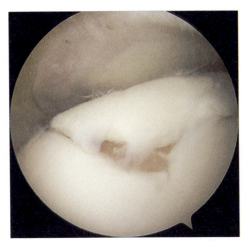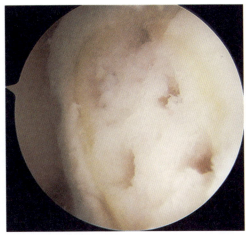

图 4-9　距骨骨软骨损伤关节镜下微骨折

酷灵铠医生提醒您

- 脚踝扭伤除了骨折外，还要警惕韧带损伤以及距骨骨软骨损伤。
- 长时间负重或运动后出现踝关节深部的疼痛，表面按压却没有明确压痛点，要警惕距骨骨软骨损伤。
- 严重的脚踝扭伤，尽早做踝关节磁共振检查，争取早诊断早治疗。
- 损伤早期一定要减少负重，损伤严重的需要做手术，多能获得良好的康复。

第七节　疼痛性副舟骨

酷灵铠医生的业余爱好是研读历史，曹植所作《七步诗》背后兄弟因皇位内斗的故事他也十分熟悉。而疼痛性副舟骨也恰恰如同这个故事，是一个"同室操戈"，引起患者足部不适的先天性疾病。

一、什么是副舟骨？

说起舟骨，它是一块位于中足，距骨前方的不规则形骨，形状像弯弯的小船，所以命名为"舟骨"。舟骨的内侧边缘称为舟骨结节，在舟骨结节处，有人体重要的屈踝肌肉——胫骨后肌。胫骨后肌像是骑马时骑手中的缰绳，不仅可以牵拉舟骨实现踝关节屈曲，而且牵拉力有助于维系足部纵弓弧度，使足底呈现优美的生理性弧度，有利于人类的直立行走和负重。

副舟骨之所以名字里有个副字，是因为它可以看作舟骨的"孪生兄弟"。副舟骨形成是因为舟骨结节部第二化骨中心的先天异常，在舟骨内侧也就是舟骨结节处形成一个独立的副骨（图4-10）。因为副舟骨的部位恰恰位于舟骨的内侧，本该止于舟骨内侧的胫骨后肌腱的止点往往"因利乘便"止于副舟骨上。而这个止点的变化，恰恰如同《七步诗》故事里的皇位，胫骨后肌腱成了舟骨、副舟骨"两兄弟"出现嫌隙的诱因。

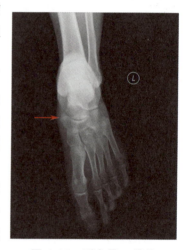

图4-10　副舟骨X线片

二、副舟骨有哪些类型？

副舟骨和舟骨大体可以分成三大类。

I型：副舟骨为小的骨块，边缘整齐，圆形或椭圆形，和舟骨结节不相连，也可认为是胫后肌腱内籽骨。因为此型副舟骨过小，在临床上反而常无症状。

II型：副舟骨和舟骨结节间以软骨相连，此型患者足部在受到外伤或持续的胫后肌腱牵拉刺激下，不甚牢固的软骨连接部就会出现症状。

Ⅲ型：副舟骨和舟骨结节间以骨相连，这种类型的副舟骨 X 线片上看起来像是长而弯曲的羚羊角，但因为副舟骨与舟骨间已经由骨质牢牢连接在一起，外伤、劳损反而不易引起症状。

三、副舟骨有哪些临床症状？

临床上最常出现症状的就是Ⅱ型副舟骨。对于这类患者，除了会出现足内侧的隆起以及副舟骨表面的压痛外，由于胫后肌腱止点的改变，胫后肌牵拉力量的力线和力臂均出现变化，肌肉出现有力使不出的情况，失去其维系足部纵弓的作用，因此往往会出现足弓变平，出现民间常说的"平板脚"，一旦有长时间站立或者跑步之类的活动，足底便会酸痛难忍。而青少年因为体育活动多，更容易诱发症状，所以来门诊就诊的副舟骨患者中，青少年是主要人群。

酷灵铠医生提醒您

早期出现的疼痛性副舟骨，临床上可以通过指导患者休息患足，佩戴相应的矫形鞋垫，甚至以石膏临时固定患足使症状缓解。若以上保守治疗无效，则建议手术治疗。通过手术切除副舟骨，并重建胫后肌腱在舟骨上的止点，可以恢复胫后肌腱功能，实现消除副舟骨部疼痛，甚至恢复足弓的良好效果，使患者远期恢复正常的生活及体育锻炼。

第八节　跬步千里——聊一聊青少年扁平足

在日常生活中，酷灵铠医生常常发现身边的一些年轻朋友饱受扁平足的困扰，有时还没走上两步，足底就会疼痛难忍，无法继续行走。酷灵铠医生也十分重视这些年轻朋友的问题。"不积跬步，无以至千里"，扁平足引起的不适，严重阻碍了这些青少年朋友落实"世界很美好，我想去看看"的计划。

一、什么是扁平足？

说起扁平足，大家可能并不陌生。扁平足又称平足症，患足出现足弓低平或消失，跟骨外翻，足纵弓消失后，人体行走时失去了纵弓提供的缓冲和减震，足底重要的血管神经也失去了足纵弓的保护，在足底受压时承受了不可承受之重，因而会在站立、行走的时候引起足部疼痛不适。扁平足人群各个年龄段均有，但青少年因为有较高的体育运动需求，症状诱发机会也相应增多，在患者中占比较高（图 4-11）。

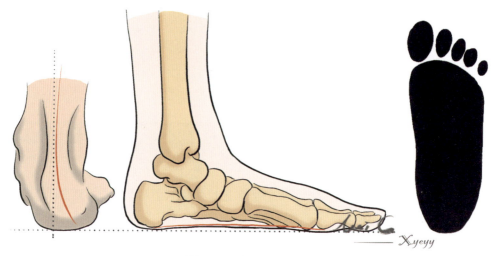

图 4-11　扁平足示意图

扁平足的青少年患者，相较于其他年龄段患者而言，有着自己的特殊性。首先，扁平足本就是儿童足弓生理发育的一个阶段，一般临床上观察儿童的足弓在大约 5 岁开始发育，当生长到 7 岁时，扁平足的概率就下降到不足 10%，因此，幼儿扁平足大可不必过度担心。另外，大多数扁平足儿童前往医院就诊并非因为出现症状，更多是因为父母对于未来畸形及疼痛的担忧或对美观的担忧，医生会仔细甄别需要治疗及干预的扁平足患儿。

二、扁平足有哪些类型？会引起哪些症状？

发生于青少年的扁平足都一样吗？答案是否定的。青少年扁平足大致可分为柔韧性扁平足、柔韧性扁平足伴跟腱挛缩以及僵硬性扁平足三种。其中柔韧性扁平足踝关节以及足部的各个小关节活动度不受影响，很少有明显的症状；

伴跟腱挛缩的柔韧性扁平足则出现踝关节背伸障碍，想要背伸踝关节时总感觉后方的那条"筋"——也就是跟腱，长度不够，制约了踝关节背伸，这种类型的扁平足患者往往就会出现疼痛等症状；而僵硬性扁平足则是足部小关节已经僵硬在了不正确的位置上，即使医生用手去尝试复位，也无法恢复位置，这种患者往往症状最重。

三、扁平足怎么治疗？

　　首先，可以先通过年龄等基本信息的询问，以及对外观的观察，排除无需处理的生理性扁平足。其次，通过专业医生的体格检查，以及必要的影像学检查来筛查出需要治疗和干预的患者。

　　对于诊断为柔韧性扁平足的患者，如果患者感觉疼痛或穿鞋困难，可以去医院的足踝外科定制专门的足弓支撑鞋垫或者矫形支具。这些外戴的器具会帮助柔韧性扁平足的患者转移足部压力聚集点，从而缓解症状。伴跟腱挛缩的柔韧性扁平足在佩戴这些支具的保护下进行跟腱拉伸训练，也会更加安全有效。但这些矫形支具对于僵硬性扁平足患者无效，反而会使压力集中在中足内侧，加剧疼痛的症状。

　　除了保守治疗以外，手术治疗为扁平足患者，尤其是那些保守治疗无效的患者康复的主要方法。近年来，手术的方式越来越有效，对于一些常见的扁平足，例如副舟骨引起的扁平足或距下关节半脱位引起的扁平足，已经使用更为微创的手术方式。往往通过一个 2 ～ 3cm 的小切口，置入一枚带线铆钉或者一枚跗骨窦螺钉就能解决患者扁平足的困扰（图 4-12）。

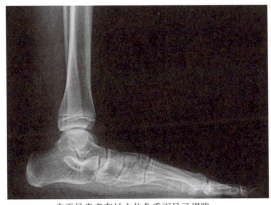
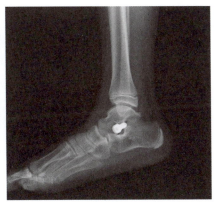

扁平足患者在站立位负重下足弓塌陷　　　　　　置入一枚跗骨窦螺钉治疗扁平足

图 4-12　扁平足 X 线片

第九节　踝关节扭伤——别忘了腓骨肌腱滑脱

小欣是个爱运动的小伙子，可是自从他上次打篮球崴了脚之后就开始感觉踝关节有点不对劲了。小欣毕竟是运动达人，也掌握了一些防治运动损伤的常识，所以崴了脚后马上用支具固定、冰敷，先进行了标准的"保守治疗"。之后酷灵铠医生帮他做了磁共振检查，发现他踝关节外侧韧带没有伤到。小欣庆幸之余，又发现打球时，受过伤的踝关节偶尔会莫名其妙发不上力，走久了还特别容易疲劳，甚至疼痛，只好再次就医。酷灵铠医生检查发现小欣右侧踝关节外后方会有根筋凸出来，偶尔还会有微弱的啪啪声。酷灵铠医生告诉小欣一个新的名词——腓骨肌腱滑脱。

一、什么叫腓骨肌腱滑脱？

腓骨肌腱滑脱是指腓骨长、短肌腱滑脱至外踝前方的一种疾病。

在我们的外踝远端的后方有两根肌腱，分别是腓骨长肌和腓骨短肌。腓骨长肌和腓骨短肌均起于小腿外侧的腓骨，在小腿上方为肌肉部分，向下方移行于长的肌腱，经过外踝的后方，弯至足底内侧。腓骨短肌起到外翻足部，脚往下踩的作用，而腓骨长肌在这个基础上还有支撑足弓的作用。

正常情况下他们"兄弟俩"在腓骨后方的凹槽内滑动，外层有坚韧的腓骨肌支持带保护并限制向外弹出。每当足部进行跖屈和外翻活动时，腓骨长短肌收缩，肌腱就在这个凹槽内滑动。

二、腓骨肌腱为什么会滑脱？

从解剖上，腓骨肌腱在外踝骨质后侧，被一条结实的"带子"（腓骨上支持带）固定在一个骨性的凹槽里。如果这条"带子"断裂，或者松弛，腓骨肌腱有可能跑出去，形成滑脱。而如果这个"凹槽"很浅，滑脱就更容易出现。我们在滑雪、滑冰、踢足球等剧烈运动中，足处于轻度内翻位，当受到突然强大背屈的外力时，会引起腓骨肌猛烈地反射性收缩，腓骨肌腱可能会冲破支持带的限制，滑向外踝前方。而当腓骨肌放松时，弹出来的腓骨肌腱又可以自行弹回或者人为推回腓骨后方的凹槽。急性腓骨肌腱滑脱患者常常有踝关节扭伤的感觉，因此要特别注意踝关节外侧韧带是否有损伤，而往往这时会忽略腓骨肌腱的问题，出现漏诊（图4-13）。

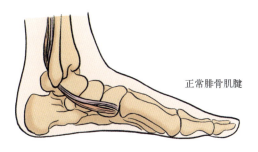

正常腓骨肌腱

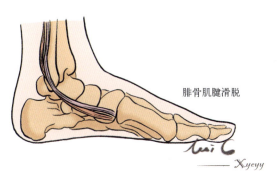

腓骨肌腱滑脱

图 4-13　正常腓骨肌腱和腓骨肌腱滑脱示意图

三、腓骨肌腱滑脱有什么症状及危害？

当第一次受伤时有些患者可能会感觉到外踝有爆裂声，出现跛行步态，外踝处疼痛、肿胀。X线片一般无异常表现，但有时可以发现外踝后缘有小的撕脱骨片。慢性期足部易发生疲劳，局部疼痛或有肿胀，轻度跛行，屈伸踝关节时可听到肌腱滑动响声，并可触到滑脱的肌腱及压痛。抗阻勾脚、外翻时疼痛加重，跪坐时感觉外踝有异物滑动感。出现踝关节弹响、踝关节不稳、怕走石头路等，这些都会造成患者运动能力大为下降。而对于腓骨肌腱滑脱的患者来说，肌腱的反复滑脱会刺激肌腱产生炎症，从而造成慢性疼痛，有些甚至发生断裂。

四、腓骨肌腱滑脱如何治疗？

总的来说，腓骨肌腱脱位的治疗分为保守治疗和手术治疗两种方式。急性脱位的患者，如果对运动要求不高，可以尝试保守治疗。包括使用石膏固定于轻微跖屈位六周，然后开始功能训练。遗憾的是，这种保守治疗的成功率并不是很高，再次脱位的概率很高。特别是对于运动员或者有运动要求的中青年人群，推荐手术治疗。对于腓骨凹槽天生过浅的患者，只需要加深凹槽即可解决问题，而大部分患者是因为腓骨肌支持带的损伤或者薄弱造成的，那么针对这类患者，对腓骨肌支持带进行加强缝合也能解决问题，有些严重脱位的患者还需用一个小骨片作为阻挡。

 酷灵铠医生提醒您

- 腓骨肌腱滑脱不常见，容易被漏诊，耽误治疗。
- 腓骨肌腱反复脱位不仅影响运动能力，而且会造成肌腱的慢性损伤，造成疼痛，甚至断裂。
- 腓骨肌腱滑脱保守治疗的成功率并不高，对于运动员或者有一定运动要求的人群，手术治疗是首选。

第十节　脚后跟痛，小心 Haglund 畸形

"跟腱炎"是运动爱好者们非常熟悉的一种疾病。通常来说，得了跟腱炎，休息几天，脚后跟涂点外用的药也就好了，但是有部分人经常得"跟腱炎"，久而久之还会发现脚后跟似乎凸起一块来，按上去有时候会疼。这也许并不是跟腱炎，而可能是 Haglund 畸形。

一、什么是 Haglund 畸形？

Haglund 畸形与由其导致的 Haglund 综合征是足跟痛的一个常见原因。Haglund 畸形是指跟骨后上方的骨性增生和增大。正常情况下，跟骨的后上方应该是一个平滑的平台，而跟腱就在这个平台的后方经过。在踝关节的活动过程中，跟腱是不会与跟骨发生碰撞和摩擦的。但是有部分人的跟骨后上方会长出一个小小的骨质凸起，而这个鼓起的"小山包"就是 Haglund 畸形，它的存在刚好会从前方顶到跟腱。起初这个小凸起可能只会轻微地摩擦跟腱，但是当小凸起反复摩擦，会逐渐增生、变大，对跟腱的摩擦和碰撞就会越来越严重。跟腱是韧带，是软组织，在这种硬对抗中，最终败下阵来，产生炎症，诱发疼痛，严重的甚至会造成跟腱断裂。而当患者休息时，跟腱的摩擦变少，炎症得以消散，所以这类患者就会反反复复得所谓的"跟腱炎"。故将止点性跟腱炎、跟骨后上突增生（Haglund畸形）与跟腱滑囊炎统称为 Haglund 综合征（图4-14）。

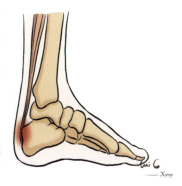

图 4-14　Haglund 畸形示意图

二、Haglund 畸形有哪些症状？

Haglund 畸形最大的影响是运动过程中对跟腱撞击和摩擦，诱发跟腱及跟腱滑囊的炎症，最终诱发 Haglund 综合征，导致一系列症状，包括：① 疼痛，通常是跟骨后方缓慢发作的钝痛，于运动后或穿特定的鞋后加重；② 脚后跟的可见凸起，局部还有可能会有压痛；③ 脚后跟肿胀、发红，皮温增高；④ 症状集中在脚跟和跟腱附着点处。它可以是单侧的，也可以是双侧同时发生。

三、如何治疗 Haglund 综合征？

对于第一次发作或者病史不长的患者，医生通常会首先尝试非手术治疗的方案，包括：① 日常生活中避免穿刚性后跟的鞋子和高跟鞋，适当垫一个后跟垫抬起脚后跟并避免摩擦；② 运动爱好者适当减少运动量，特别是避免在坡道或硬的地面跑跳，运动前做伸展运动增加跟腱的柔韧性，运动后可适当冷敷；③ 急性发作期服用消炎镇痛药物，外用膏药，理疗等，以减轻由滑囊或跟腱发炎引起的疼痛。

　　当经过严格的保守治疗后，仍有症状不能得到缓解时，可能需要考虑手术治疗了。术前医生会结合影像学检查结果，寻找患者产生症状的特殊原因，针对病因选择手术的方式。对于 Haglund 畸形患者手术的主要目的是去除跟骨突出的部分（图 4-15）。如果合并了跟腱受损，需要手术修复；合并了跟腱下滑囊炎的患者也需进行清理手术。这些手术大部分都可以通过关节镜微创的方式处理，手术切口小，效果优良。

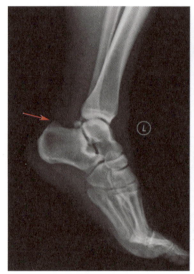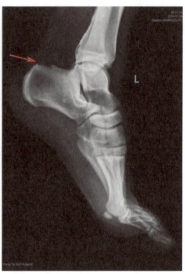

图 4-15　通过关节镜微创技术去除多余、增生的骨质

酷灵铠医生提醒您

● Haglund 畸形存在的跟骨凸起会造成跟腱磨损、跟腱滑囊炎等一系列问题，统称为"Haglund 综合征"。
● 如果经过严格的保守治疗，症状依旧没有太多改善的话，应选择手术治疗，切除畸形凸起。关节镜手术可以在微创下彻底切除骨性凸起，同时能够清理滑囊的病变，效果优良。

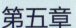

第五章
髋、背肌肉运动损伤

第一节　走路外八字——可能是臀肌挛缩症

高三学生小明报考空军高校，因双腿无法并拢并下蹲，体检未通过，止步于复审。家长扼腕叹息的同时，带小明来到医院运动医学科找酷灵铠医生就诊，就诊后发现病因竟是小时候经常打屁股针导致的臀肌挛缩症。

一、什么是臀肌挛缩症？

臀肌挛缩症是由多种原因引起臀肌及其筋膜纤维变性、挛缩，导致髋关节功能受限所表现的特有步态、体征的临床综合征。好发于儿童，其中男性最为多见，在我国儿童发病率为 1% ～ 2.4%。

二、臀肌挛缩是怎么形成的？

其病因目前仍不清楚，可能与下列因素相关。

① 注射因素。与臀部接受反复多次的肌内注射密切相关。肌内注射继发粘连并形成瘢痕，或者药物注射刺激导致无菌性肌纤维坏死，发展为肌肉纤维化及瘢痕挛缩。

② 先天或遗传性疾病所致的发育不良。

③ 损伤因素。有些患者臀部软组织感染、瘢痕形成后并发臀肌挛缩症。

三、怎么判断是否中招臀肌挛缩？

① 步态异常，走路外八字。

② 坐位屈膝屈髋90°，不能跷二郎腿。

③ 双腿并拢时不能下蹲（下蹲时需分开双足或双膝）。

④ 屈髋或下蹲时，臀部骨性凸起处有条索状物，活动时发出弹响。

⑤ 正常臀部外形消失，臀部局部皮肤凹陷呈"尖臀征"（图 5-1）。

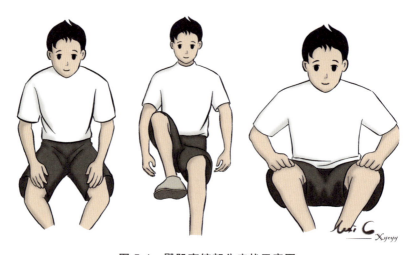

图 5-1　臀肌挛缩部分症状示意图

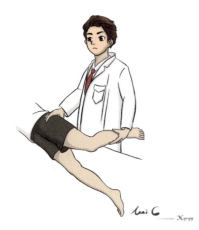

⑥ Ober 试验（髂胫束挛缩试验）。主要用来评估阔筋膜张肌的松紧度。阔筋膜张肌是造成髂胫束紧绷的主要原因。患者健侧卧位，屈髋屈膝保持平衡。检查者一手固定患者骨盆，另一手握住患肢脚踝，使膝关节屈曲90°，之后屈髋、外展再伸直。此时放开握脚踝的手，如患肢无法自然下落，或落在前方，则 Ober 试验为阳性，提示髂胫束挛缩（图 5-2）。

图 5-2　Ober 试验示意图

四、臀肌挛缩的危害有哪些？

① 长时间运动或并膝久坐之后出现臀部两侧疼痛。
② 走路姿势异常，导致髋膝关节的磨损增加。
③ 严重时导致驼背、脊柱侧弯、骨盆倾斜等畸形。
④ 影响工作以及驾车、骑车等日常活动。
⑤ 因体型及姿势的改变而产生自卑，影响患者的心理健康。

五、得了臀肌挛缩症该怎么办？

（1）轻度臀肌挛缩患者　若步态无异常、并膝屈髋时有弹响，无法跷二郎腿者，通过牵拉康复锻炼外加理疗按摩能有效改善。

（2）中重度臀肌挛缩患者　若外八字步态明显，跑步不利索，双膝必须分开才能下蹲，髋关节有明显弹响者，可通过手术治疗。经手术彻底切除或松解挛缩组织，术后配合适当的功能锻炼，对改善功能、形体和步态均具有良好效果。目前对于臀肌挛缩患者，主要采取关节镜手术进行治疗。关节镜手术仅需几个小的切口，创伤小，术后恢复快，关节镜提供了高清的视野，使医生能够更精确地进行手术操作，降低并发症的风险，如图5-3所示。

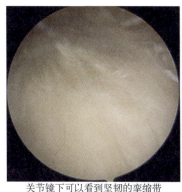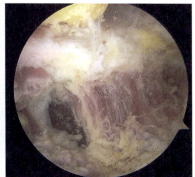

关节镜下可以看到坚韧的挛缩带　　　　松解之后症状明显改善

图5-3　关节镜下臀肌挛缩带以及松解后

六、臀肌挛缩松解术后如何进行功能锻炼？

臀肌挛缩症的术后康复是非常重要的，手术只是开始，为减少和减轻臀肌挛缩并发症并恢复功能，术后的康复训练才是重中之重。

（1）足部运动及臀部肌肉夹紧运动　术后当天即可下地，但不要过多运动。可做足部运动及臀部肌肉夹紧运动，每次持续 5 秒，3 组 / 天，20 次 / 组。

（2）交叉腿　术后第 1 天即可在床上做双下肢的交叉运动，协助患者将一腿交叉搭在另一腿上，膝部为交叉点，左右交替，反复进行，4 组 / 天，10 次 / 组。

（3）床上抱膝练习　指导患者双手抱膝，尽量使大腿贴近胸部，持续数秒后放平，方法掌握后进行主动锻炼，练习起坐，3 次 / 天，30 分钟 / 次。

（4）走一字步训练　在进行走路的过程中，抬头挺胸，通过下肢呈交叉走步的方法进行步行，反复进行锻炼。

（5）并膝下蹲　在走一字步的基础上逐步增加臀外展并膝下蹲练习，在床尾或扶栏杆行主动练习，双脚并拢，足跟不能离地，腰背部挺直。下蹲速度要缓慢，以防髋关节外展外旋，3 组 / 天，20 次 / 组。

酷灵铠医生提醒您

　　如发现走路外八字，不能并膝下蹲的情况要引起重视，一旦发现上述疑似症状，应及时就医。

第二节　年轻人髋痛，警惕髋关节撞击综合征

　　随着全民运动的开展，酷灵铠医生的小舅本就喜好运动，如今更是迷上了各种运动，时不时去公园跑个十几圈，或者约三五好友去小区篮球场打一两个小时篮球，周末也经常会去健身房进行几个小时的力量训练。可是最近小舅运动后总是觉得右髋关节不舒服，有时候蹲厕所都很痛，刚开始以为是运动过量，在休息一段时间后还是疼痛，甚至在吃了一些止痛片后也没有明显缓解。小舅想到小区很多老年人因为股骨头坏死引起髋关节疼痛而换了关节，于是赶紧询问外甥酷灵铠。酷灵铠说道："小舅，你还这么年轻，才 45 岁，应该不是股骨头坏死，但是要警惕髋关节撞击综合征。"

一、什么是髋关节撞击综合征？

髋关节撞击综合征，又名股骨髋臼撞击综合征，于 2003 年由瑞士医生Ganz 教授等人报道并正式提出，指的是在髋关节屈曲和旋转时，下方的股骨与上方的髋臼发生碰撞，造成髋臼盂唇和（或）关节软骨的损伤，引起髋关节疼痛，髋关节活动受限特别是屈曲加内旋受限，共同构成了疾病综合征。如果不予以干预治疗，后期严重时可发展为髋关节骨性关节炎。

髋关节撞击综合征通常是 20 ～ 40 岁的年轻人髋关节疼痛最常见的原因之一，多见于爱好体育或者体力劳动活跃的人群，与股骨头和髋臼的先天发育异常有关，而运动和外伤也会造成疾病加重。

髋关节撞击综合征按其形态异常情况可分为三种：凸轮型、钳夹型和混合型（图 5-4）。凸轮型的特征是股骨近端形态异常，呈非球形。钳夹型的特征是髋臼局部或过度覆盖股骨头。第三种是混合型，兼有凸轮型和钳夹型的特点。

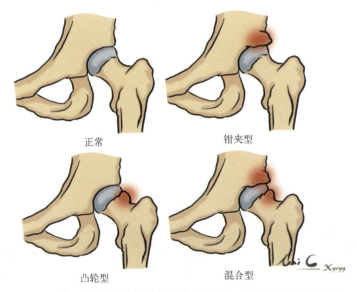

正常　　　　　　　　　　　钳夹型

凸轮型　　　　　　　　　　混合型

图 5-4　正常形态髋关节和髋关节撞击综合征不同形态髋关节示意图

二、髋关节撞击综合征会有哪些表现？如何诊断？

髋关节撞击综合征的临床表现可呈隐匿性，甚至可能没有明显的不适感。疼痛通常发生在腹股沟区域，在转动、扭曲和下蹲时可能会产生疼痛。有时可能仅仅出现轻微腹股沟或臀部疼痛，可持续数月或者数年。然而，当出现这些症状时，表明关节软骨或盂唇已经受损，后期症状可能会突然加重，最终影响活动或运动能力。在病程早期症状极轻，但在长时间屈髋就坐（如坐位工作、坐长途汽车或飞机）后站起时，症状通常会明显加重，对体育活动和日常生活的影响会逐渐明显。

对于怀疑有髋关节撞击综合征的患者，通常需要首先通过髋关节 X 线片进一步明确诊断，必要时需行髋关节 CT、磁共振检查明确分型诊断，了解关节软骨、盂唇等结构损伤情况，并排除髋关节发育不良、股骨头坏死等其他疾病。

三、得了髋关节撞击综合征该怎么办？

对于髋关节撞击综合征，同其他疾病一样，根据疾病的严重程度，可采取保守治疗和手术治疗。对于髋关节疼痛不是很严重，不会给生活和工作造成严重影响的，可先采取改变生活运动方式（如避免长距离行走、过量运动及过度使用髋关节，上厕所改用坐便器等）的措施。另外还可以进行康复理疗，外加口服非甾体抗炎药及其他对症治疗的药物。保守治疗可缓解疼痛症状，但有时无法解决关节内撞击及髋臼盂唇损伤的修复问题，后期仍有可能发展成髋关节骨性关节炎。

对于保守治疗一段时间（半年以上）后，疼痛等症状并没有缓解甚至加重，严重影响生活工作，这时候可能就需要手术治疗了。髋关节镜微创技术的微创优势明显，只需要通过 3 ～ 4 个几毫米的小切口，就可以清理股骨头颈连接处及髋臼周围异常增生的骨质，同时也可以进行盂唇修复、盂唇重建等操作，恢复正常的解剖结构（图 5-5）。因此，目前治疗晚期髋关节撞击综合征的首选方式是髋关节镜微创手术，手术治疗后，患者基本上可恢复正常的生活、工作与运动。

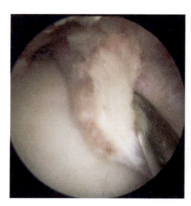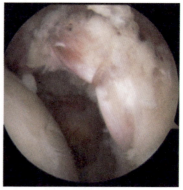

图 5-5　髋关节镜微创手术修复髋关节盂唇

酷灵铠医生提醒您

- 髋关节撞击综合征虽然与先天的股骨头和髋臼发育异常有关，但过度运动或外伤，也是造成髋关节撞击综合征发病的重要因素，如劈叉、滑冰、滑雪、瑜伽、动作幅度很大的舞蹈及经常蹲起的运动就容易出现髋关节损伤。
- 平时体育锻炼需循序渐进，运动前要充分热身。出现疼痛等不适时，要及时停止运动。如果出现大腿前方或腹股沟处疼痛，或出现髋关节活动受限（如下蹲受限）等症状，建议及时到医院的运动医学科就诊，以便得到及时科学的诊断和治疗，避免病情的加重。

第三节　肌肉拉伤不是病？疼痛一定早当心！

大学生小林刚吃完晚饭，就拉着同学去打篮球了。刚开打没多久，小林因为运球过猛突感小腿后侧一阵剧痛。同学赶快围了上去，"肯定是肌肉拉伤了。""没事，休息休息就好了。""做点冰敷吧？""要做点热敷。""还是去医院看看吧。"大家七嘴八舌，没有一个统一的意见。恰巧酷灵铠医生路过，检查一番后告诉大家："可能是小腿三头肌损伤，建议去医院看看。"

一、什么是肌肉拉伤？

肌肉拉伤是一种常见的训练伤，是由肌肉在运动中急剧收缩或过度牵拉引起的损伤。肌肉急性损伤后，损伤部位剧痛，用手可摸到肌肉紧张形成的条索状硬块，触痛明显，局部肿胀或皮下出血，活动明显受到限制。如果没有得到及时正确的治疗，会形成肌肉的慢性损伤，表现为局部的肿胀、压痛，做某些动作时出现伤处的疼痛，导致动作无法完成，影响运动能力。

二、为什么会出现肌肉拉伤？

造成肌肉拉伤的首要原因是运动前准备活动不足、不当。运动前准备活动不充分，某一部位肌肉兴奋性不高，生理功能尚未达到适应运动所需的状态。其次是疲劳或过度活动。在疲劳状态下肌肉的功能下降，力量减弱，协调性降低，容易出现肌肉拉伤。在运动过程中，错误的技术动作或运动时注意力不集中，过猛或粗暴的动作也非常容易造成肌肉拉伤。同时，也与运动环境有关系，包括天气和运动场地等。气温过低时肌肉往往是相对紧张的，容易出现肌肉拉伤。潮湿的环境下地面湿滑，场地或器械的质量不良等都容易发生肌肉拉伤。

三、哪些部位最容易发生肌肉拉伤？

肌肉拉伤最容易发生在力量集中，却又相对薄弱的部位，最常见的是发生于肌肉与肌腱连接处。其次是肌腱与骨膜连接处。由于负荷更大，下肢肌肉拉伤比上肢更为常见。尤其是大腿的肌肉，比如大腿前侧的股四头肌、大腿后侧的腘绳肌、大腿内侧的内收肌群、小腿后侧的腓肠肌等。

四、肌肉拉伤有哪些临床表现？

急性损伤根据严重程度，大体分为三个等级：轻度、中度、重度。轻度即I度拉伤，表现为受伤部位发硬或发痛、肿胀、肌肉紧张、痉挛，用手触摸或收缩伸展时疼痛加剧。中度即II度拉伤，部分肌肉纤维撕裂，受伤部位有刀割般疼痛感。重度即III度拉伤，呈现肌肉中部断裂，并在受伤部位可以摸到缺损，这种程度的拉伤在生活中还是比较少见的。急性损伤未经过治疗或者慢性损伤造成慢性疼痛，会导致运动能力下降，一些技巧性动作无法出色完成（图5-6）。

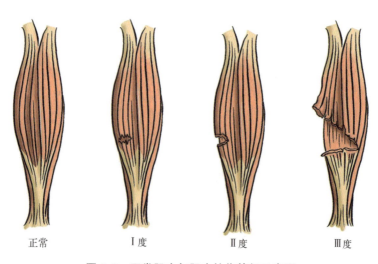

正常　　　　　　I度　　　　　　II度　　　　　　III度

图5-6　正常肌肉与肌肉拉伤等级示意图

五、肌肉拉伤后如何处理?

急性损伤应遵循 PRICE 原则,及时处理,避免二次损伤。

"P"是指 protection,运动伤害发生时,首先应立即停止活动、保护受伤部位,避免二次受伤。

"R"是指 rest,就是休息、制动。受伤后应立即停止运动,找到地方休息,防止重复受损,使血液凝结,减少出血量。

"I"是指 ice,就是冰敷。冰敷可以镇痛,同时减少局部血流;还能使痛觉神经的传导变慢,产生有效的止痛效果。

"C"是指 compression,也就是对伤处进行加压包扎。这也是急救处理方法中最重要的部分之一。冰敷结束后,要及时对患处用弹力绷带进行包扎,以避免受伤部位再次受伤,同时能有效减少局部的肿胀和出血。

"E"是指 elevation,也就是抬高患肢。促进血液循环及组织液回流,减轻肿胀。尤其是晚上睡觉时可以用被子垫高患脚,有止血、镇痛、消肿的作用。

个别严重的肌肉撕裂的情况也要考虑及时介入手术,包括撕裂肌肉的缝合,血肿清除。这样有利于愈合,减少血肿机化导致瘢痕形成。

对于陈旧性或者慢性损伤,要进行积极康复治疗。包括理疗、按摩、冲击波等治疗,目的是松解瘢痕挛缩,尽可能恢复肌肉功能和柔韧性。

六、如何预防肌肉拉伤?

(1)运动选择要合适　根据自己的年龄、性别、体能、心理状态、环境等因素来决定运动方式,量力而行,这点非常重要。

(2)运动前要热身,运动后要拉伸　提前兴奋中枢神经系统,增加肌肉弹性、张力和柔韧性;拉伸可以消除疲劳,有效预防延迟性肌肉酸痛、僵硬等情况。

(3)科学运动　建议平时养成经常锻炼的习惯,每周进行 2～3 次,每次不少于 30 分钟的中等强度有氧运动(如徒步、登山等)。也可利用碎片化时间进行各种形式的锻炼(如瑜伽、跳绳等)。

(4)注意补充水分及能量的摄入　补充充足的水分,摄入适量的蛋白质。

(5)避免疲劳等因素的影响　肌肉疲劳会使灵活性和协调性都下降。

- 急性肌肉拉伤的早期应该冰敷或者冷敷，而不是马上热敷，按摩、涂红花油，或者贴活血膏药都是错误的。
- 长期缺少运动的人群不要突然开展高强度运动，避免出现肌肉的运动损伤。建议平时给予肌肉一定的运动刺激，维持肌肉的力量和兴奋性。

第四节　锻炼核心肌群力量的重要性

春天到了，人们纷纷出门踏春，锻炼身体。白领小文姑娘也兴致勃勃地出门运动。可是还没开始多久，小文就气喘吁吁，她觉得是自己太久没有进行体育锻炼，就咬牙坚持，等结束锻炼回到家里，发现自己腰酸背痛，简直是"寸步难行"了，只好去医院找运动医学科的酷灵铠医生。在详细询问了小文的运动过程后，酷灵铠说："这可能是你的核心肌群力量不足，突然接受高强度锻练，才会导致腰酸背痛。"

一、什么是核心肌群？

广泛来讲，核心肌群是指身体中轴线周围，连接身体上下部分的肌肉群。主要可以分为两层，一层是深层的核心肌群，主要是维持脊椎的稳定，减少脊椎和腰椎的负荷，所在位置也在躯干深处；另一层是浅层的核心肌群，主要是控制脊椎运动的方向，平衡外力的冲击。在我们日常生活和体育锻炼中，核心肌群负责维持身体稳定，充当上下半身之间力量传导的桥梁。

二、为什么要锻炼核心肌群力量？

大部分情况下，几乎全身的肌肉发力都要通过核心肌群来传导，如果核心肌群的力量太弱，就算局部肌肉再怎么发达，肌肉的力量也到达不了指定位置，而且缺少了核心肌群保护脊柱稳定，体育锻炼中容易造成椎间盘突出、骨盆前倾等损伤，出现驼背、背痛、腰痛等症状。

三、怎样锻炼核心肌群力量？

（1）卷腹（图 5-7）

①平躺在瑜伽垫上，屈膝，双腿分开与肩同宽，双脚踩实。

②双手置于后脑勺，用腹肌的力量将肩部和上背部卷离地面，在最高点略作停顿后，缓慢回到起始位置。

③过程中保持核心用力，注意呼吸节奏。

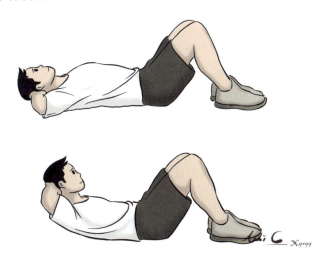

图 5-7　卷腹示意图

（2）平板支撑（图 5-8）

①身体呈一条直线，双手间距与肩同宽或者略宽于肩部，双腿绷直。

②腹肌收紧，盆底肌收紧，眼睛看向地面，保持均匀呼吸。

③过程中注意身体始终紧绷成一条直线，腰部和臀部不要塌陷。

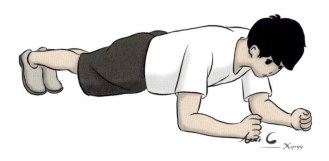

图 5-8　平板支撑示意图

（3）臀桥（图 5-9）

①仰卧平躺，膝盖弯曲，双脚与肩同宽，距离臀部 30 ～ 40cm。

②上背部贴紧地面，臀肌用力，双脚跟站稳，将臀部往上抬高，直到膝盖、臀部与肩膀呈一直线。过程中核心肌肉都要绷紧。

③保持臀肌缩紧 1 ～ 2 秒，然后往下回到原位。

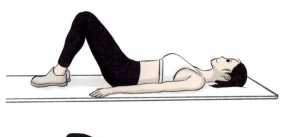

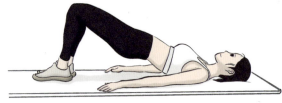

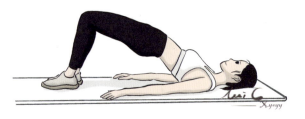

图 5-9　臀桥示意图

示范动作结束，酷灵铠医生整理好衣服又强调："以上动作分成 3 组，每组循环 5 次，间隔时间为 20 秒钟，等到你习惯了这个运动强度就可以根据自己的需要来增加次数啦。"

 酷灵铠医生提醒您

在体育锻炼中，不要在核心肌群还没锻炼好，力量还不够强的情况下进行高强度运动，这样很容易导致腰酸背痛甚至肌肉拉伤。更严重的会造成椎间盘突出、骨盆前倾等损伤，出现驼背、背痛、腰痛等症状，所以千万不要忽视了核心肌群的锻炼。

第二部分
运动和手术那些事儿

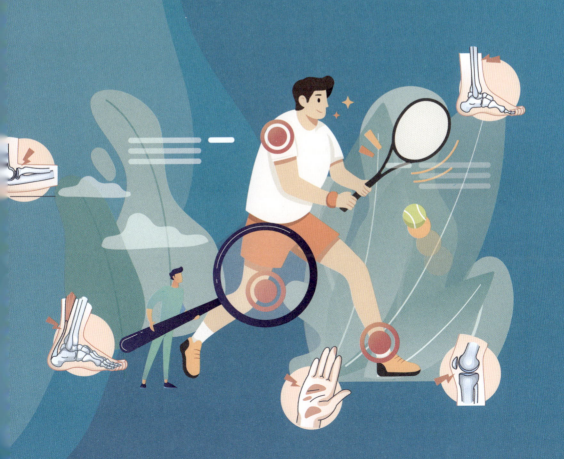

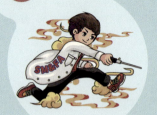

第六章

学会科学运动

第一节　冰雪运动如何化险为夷?

北京冬季奥运会已落幕,冰雪运动中运动员们高难度的完美动作持续引爆人们对冰雪运动的热情。冰雪运动形式多样、内容丰富,参与者不仅能享受独特的愉悦感,还能促进身体素质的提高。但任何运动都有风险,尤其是在技术难度高的冰雪场,因此有人戏称:"雪道的尽头是骨科。"冰雪运动如何避免伤害?酷灵铠医生为大家讲授安全保护技巧。

一、冰雪运动的魅力

　　冰雪运动能锻炼骨骼肌肉、提高心肺功能等。对于孩子来说,冰雪运动不仅具有较强的趣味性,他们还能在不断的摔倒、爬起中获得自信和勇气。

　　快乐是冰雪运动最强大的魅力所在。这项亲近大自然的运动给人新奇感,它的速度和难度会给参与者带来一种自我提高的精神追求。从情绪层面来说,它对心理健康也非常有帮助。

　　此外,在冰雪运动场上,"卡路里"可以成倍燃烧。据测试,一个速度正常的滑雪者,1 小时消耗的热量为 734 千卡(1 千卡 = 4.1868 千焦),相当于在 1 小时内跑 9.5 公里的运动消耗量。这是因为在寒冷的环境中锻炼,身体需要消耗更多的能量保持身体温暖。

二、冰雪运动损伤，膝关节、踝关节首当其冲

单、双板滑雪，溜冰，打冰球等冰雪项目对运动技巧有较高的要求，如果缺乏相应的专业训练，运动安全意识淡薄，很容易出现意外损伤。在滑雪季的骨科门诊经常可以看到交叉韧带损伤、膝关节脱位、肩关节脱位以及四肢骨折等伤者。在冰雪运动中，身体移动速度很快，摔倒是"家常便饭"。冰雪运动以下肢为主，受伤部位首当其冲的是膝关节、踝关节。

膝关节损伤大多发生在转体的时候，扭转时膝关节里的三个部分（半月板、内侧副韧带、交叉韧带）容易损伤。其中，滑雪的"头号杀手"是交叉韧带损伤，一旦受伤，可能需要手术恢复膝关节的完整功能。另外，猛烈撞击可以导致肩关节脱位；摔倒后，上肢撑地可造成肘、腕关节损伤。

冰雪运动中不同的项目、着地摔倒的方式所造成的伤病不一样。哪个关节受力，其周围就容易出现骨折、脱位。在许多人眼里，单板与双板滑雪差不多，其实这两种滑雪受伤的部位并不一样。双板滑雪更容易损伤膝关节，而单板滑雪容易让手腕和头部受伤。这是因为，单板滑雪时双脚固定在一块板上，控制重心困难，比双板滑雪更容易摔倒，由于不使用雪杖，向前摔倒撑地可能伤到手腕，向后摔倒可能头部着地；使用双板滑雪时，下肢所受的扭转力量大，膝关节损伤风险比单板滑雪高。

三、如何学会安全摔倒？

冰雪运动爱好者在进行冰雪运动前，一定要听从教练的指导，戴好头盔、护腕等防护装备。滑行速度和方式应当充分考虑个人的运动水平，量力而行。不要盲目跟从，不要轻易尝试高难度、高速度运动，这是减少不必要伤害的前提。

运动前的热身非常重要，活动踝关节，进行腰部的拉伸、跑跳等运动，让肌肉活跃起来，把身体唤醒才能更好地承受这项运动。

仔细观察摔倒的冰雪运动员就会发现，他们首先会低头团身，保护胸部、腹部和头部。感觉要倒的时候，首先把重心放低，宁可往侧方倒，也不要往前扑。屈膝下蹲可以缓冲和减小摔倒的力量。摔倒时不要下意识地用手撑地，以防止手腕部骨折。如果感觉失去平衡要摔倒了，尽量用臀部向侧面摔倒，降低

尾骨、桡骨等部位损伤的风险。

摔倒后判断伤情最简单的方法就是感觉痛不痛。如果发现不能行走和受力，关节不稳定，皮肤麻木、肿胀等情况，应尽早去医院就诊。

如果判断出现了较为严重的损伤，不要慌乱，原地等待，第一时间呼叫专业人士进行保护和处理。不要随意搬动伤者，以免造成神经和血管损伤、骨折移位加重病情等二次伤害。

酷灵铠医生提醒您

- 冰雪运动中感觉要倒的时候，首先把重心放低，宁可往侧方倒，也不要往前扑。
- 热身非常重要，冰雪运动前活动踝关节，进行腰部的拉伸、跑跳等运动，把身体唤醒。受伤后不能行走和受力，关节不稳定，皮肤麻木、肿胀等，应尽早去医院就诊。

第二节 在家健身，该如何选择和使用脚踏机？

在特殊时期，奥运健儿们会选择合适的器材在室内进行训练，如蹦床冠军朱雪莹的"室内迷你蹦床"，羽毛球混双冠军王懿律的"单人羽毛球"，200米个人混合泳冠军汪顺的"无器材健身"等。

家用脚踏机因其可以在家健身塑形、模拟登山运动，深受一些运动爱好者的青睐。那么，具体如何选择和使用脚踏机呢？酷灵铠医生来给大家支招。

一、选购脚踏机看四点

第一，稳定性。购买时需要查看脚踏机的材料、结构是否坚固，以及承重设计；查看脚踏板与底座是否防滑，保证运动过程中鞋底不会和踏板平面产生过多活动；注意脚踏板倾斜度和脚踏板与地面的角度，正常人体踝关节背屈（勾脚）20°左右、跖屈（绷脚）50°左右，倾斜角度过大容易导致踝关节及周围肌肉过度发力而劳损；有些脚踏机除了可以上下移动外，还可以左右横移，不建议无运动经验和腰椎、下肢有伤病史的人选择，因为很多有伤病史的人腰腹部和下肢肌群功能没有完全恢复，而左右横移对关节稳定性和平衡能力有更高的要求，有再次引发损伤的风险；有些脚踏机配有弹力拉绳，可以在练习下肢的同时做一些上肢训练，但这会进一步增加训练难度，因此建议无运动经验及有伤病史者选择有扶手的款式，确保安全。

第二，静音效果。居家训练特别要考虑静音效果，如果脚踏机上下移动过程中发出特别大的噪声，会影响家人及邻居休息。

第三，阻力。脚踏机的阻力主要是由液压杆提供的，要对比液压杆的强度，同时也要看阻力是否可调。最好选择可以调节阻力的脚踏机，以便于根据自身的运动能力循序渐进地增加训练强度。

第四，流畅度。应检查上下移动时是否流畅，保证不会出现明显的顿挫感。顿挫感明显，尤其是不规则的顿挫感，可能会对关节造成轻微损伤。

二、脚踏机主要锻炼身体哪些部位的肌群？

如果是没有弹力拉绳的脚踏机，在练习过程中主要是下肢各个关节在矢状面的前后活动。踝关节背屈和跖屈，主要募集的肌肉是胫骨前肌、小腿三头肌；膝关节伸直和屈曲，主要募集的肌肉是股四头肌和腘绳肌；髋关节伸直和屈曲，主要募集的肌肉是臀大肌、股四头肌。其中，膝关节和髋关节的活动范围都不大，主要是踝关节在起主导作用。简单来说，脚踏机主要训练的是下肢的肌肉，其中起主导作用的是小腿肌肉。

三、使用脚踏机 30 分钟，就可以燃烧 400 千卡的热量？

有的商家宣称，使用脚踏机 30 分钟，就可以燃烧约 400 千卡的热量。实际上，宣传的热量消耗是偏高的。消耗多少热量，主要跟运动强度和持续时间有关。一般大众以减脂为目的进行运动，持续时间需达到 20 分钟以上，运动强度可以心率监测为参考标准。有氧运动时心率维持在储备心率的 60% ~ 75%，则脂肪供能比例最高，也就是说控制好心率和持续时间，是达到减脂效果的关键。

四、脚踏机可以达到登山的效果吗？

单纯利用脚踏机很难达到登山运动的效果，主要是因为在脚踏机上关节的活动范围有限，动作单一。脚踏机可以作为一种登山运动的日常辅助练习，对相关肌群进行训练，为复杂的登山运动做准备。

五、如何安排运动频率？

运动方式和运动项目有很多，建议搭配进行，不要只从事单一的训练。除了脚踏机、跑步机等有氧运动，也要做一些功能训练，比如加强肌力、提高爆发力、改善平衡能力等。每周建议运动三到四次，每次 20 分钟以上。

六、如何防止运动损伤？

任何运动都会耗损关节，正确的训练方式可以将耗损程度降到最小。开始脚踏机锻炼前，应先考虑以下因素。

（1）伤病史　如果腰椎和下肢关节、软组织有损伤或疼痛，应先治疗损伤和疼痛，再进行运动。

（2）关节活动度　如果下肢关节尤其是踝关节活动范围受限，应先进行治疗，恢复活动度后再进行运动。

（3）正确的下肢力线排列　膝盖要对着脚尖的方向，常见的错误是膝关节内扣。如果无法自行矫正，或动作别扭无法正常发力，应先改善力线排列问题，再进行运动。

（4）动作幅度　运动过程中要保持腰椎的稳定，同时膝关节屈伸范围不要过大，最好不要超过脚尖。

（5）拉伸放松　训练后应及时做好拉伸放松，维持肌肉纤维的弹性。

 酷灵铠医生提醒您

训练前后如果出现关节疼痛甚至肿胀，需及时寻找运动医学科医生诊治，配合专业的运动康复指导，不可盲目训练，以免对关节造成更大损伤。

第三节 运动健身该怎么吃？

> 每逢佳节胖三斤，电影《热辣滚烫》上映后，迎来全民运动健身减肥热潮。俗话说运动健身，三分靠练七分靠吃。酷灵铠医生和您聊聊运动健身时该怎么吃。

一、运动前不宜空腹

为了确保剧烈运动时有足够的血糖供给，运动前建议食用少量食物。不能进食过多的食物是因为正常情况下摄入过多的食物，会导致大量血液流向胃部，为胃部提供足够的氧气和能量来消化食物。然而剧烈运动时，又需要大量血液流向四肢，若刚进食过多食物就运动，可能会造成身体不适。建议进食1小时后再运动。为了避免因为体力活动或运动从而导致消化功能紊乱，同时又想增强运动的效果，晨练前的早餐一定要避免食用一些难以消化的食物，譬如年糕等糯米食物，最好食用奶制品、水果、谷物类。

二、少量、多次补水

运动的时候经常会让人大汗淋漓，导致身体内水分大量流失。这时就会想大口喝水，但短时间内大量喝水会刺激胃。因此，运动后不宜立刻大量喝水，在运动过程中应及时、适当补充水分，预防体力不支。大多数人运动后会有口干舌燥的感觉，尤其是年轻人，喜欢在运动后喝冷饮解渴。然而运动后的人体消化系统仍处在抑制状态，消化功能低下，容易引发胃肠道的不适，造成腹痛、腹泻等胃肠道疾病。正确的补水方法为小口缓慢喝水，以温开水最适宜。

三、运动后避免高热量食物

运动后，人体内大量的糖、蛋白质、脂肪被分解，产生乳酸、磷酸等酸性物质，这些酸性物质会刺激人体组织器官。人会感到肌肉、关节酸胀并且容易感觉疲乏。运动后应多吃一些水果、蔬菜、豆制品等碱性食物，以保持人体内酸碱平衡，从而达到消除运动疲劳、保持健康的目的。剧烈运动时，运动神经中枢会处于高度兴奋状态，这个时候由副交感神经来管理的内脏器官活动就会加强对消化系统的抑制。运动时，血液会相对集中来供应运动器官的需要，对腹腔内器官供血量会相对减少。还有部分人觉得在运动后进食甜食或糖水很舒服，就形成了运动后吃甜食的习惯，殊不知，运动后过多吃甜食会消耗大量的维生素 B_1，造成食欲不振，身体就会感觉疲倦。因此，运动后应该少吃甜食，可进食一些富含维生素的食物，比如蛋类、蔬菜、肝脏等。剧烈运动后身体功能处于高水平的状态，如果喝酒，身体会快速地吸收酒精成分，酒精成分进入血液，对脏器的危害更大，血液中的尿酸含量增加，关节会受到更大刺激引发关节炎，长期发展会引起肝硬化、胃溃疡等疾病。所以剧烈运动后不建议喝酒。健身的同时还想减肥，那么应该跟高热量食物说"再见"，含糖度高的饮料、甜的糕点、油炸食品等都能将辛苦减肥的成果化为泡影。

 酷灵铠医生提醒您

- 运动前不宜空腹，运动后也不提倡立即进食且过饱。
- 应少量、多次补水。
- 运动后避免食用高热量食物。

第四节　运动损伤后要怎么办？

　　小护骑行摔伤了，膝盖擦伤出了血，抱着腿疼得直叫。同行的酷灵铠医生赶忙跑过去，一边检查小护身体其他部位，一边询问他感觉怎么样。酷灵铠发现小护除了膝盖和手掌上有擦伤，出了血还沾着泥土，其他地方没有什么大问题。酷灵铠赶紧安抚小护："应该没有大问题。你的膝盖有擦伤，需要清理一下伤口，我先帮你紧急处理一下，再根据情况看要不要去医院。顺便告诉你受伤后自己该怎么处理伤口。"

一、开放性伤口该怎么处理？

第一，及时消毒清创。无论伤口大小、深浅，都应该及时进行处理。一般情况下，对于比较小的伤口，可以自行处理。可以先用消毒水对伤口进行消毒。酒精不仅可能刺激伤口而且疼痛感强，所以一般选用碘伏，消毒效果好并且对伤口刺激性小，更容易被接受。消毒后，根据创面大小可以贴上创可贴，或者用其他无菌敷料覆盖。同时观察伤口有无出血，如果出现出血量大且止不住的情况，可先用绳、布或者长毛巾等将受伤部位包扎止血，再尽快送往医院就诊。如果伤口上附着有泥土等异物，可选择生理盐水（0.9% 氯化钠）或者凉开水冲洗伤口。针对沙子、小石子等不容易冲洗掉的异物，可以使用无菌纱布或棉签辅助去除。

第二，必要时包扎伤口。有人认为应该让伤口暴露，保持干燥，让伤口结痂。其实这也是一个误区，痂皮虽然有屏障保护作用，却不利于上皮细胞爬行，上皮细胞的生物活性物质会在干燥的环境中逐渐丢失，反而使伤口愈合延缓。适当的湿度反而能加速伤口的愈合。根据伤口的严重程度，可以选用百多邦等药膏涂抹伤口后再行覆盖。此外，伤口也不需要频繁换药，频繁换药反而使伤口容易污染，且会破坏刚刚长好的组织，从而加重瘢痕的形成。保持伤口清洁即可，建议两到三天换药一次。

除此之外，运动损伤除了皮肤软组织损伤外，还要警惕和避免关节扭伤和骨折。

二、关节扭伤如何紧急处理？

首先，切勿忍痛运动！

扭伤后，可先用冷毛巾或者用毛巾包裹冰块对伤处进行冷敷，冷敷能够让血管收缩，减少出血、淤血或者积液的形成，并且减轻疼痛。如果冷敷后仍然紫绀、肿胀、疼痛难忍，不能站立行走，千万不要假装坚强，忍痛继续行走运动，这样容易造成二次损伤，加重病情，使治疗康复时间延长，并且容易出现后遗症。这种情况应该及时就医，排除骨折以及韧带等的损伤。

轻微扭伤可以自行处理，处理时可以遵循 PRICE 原则。

第五节　动起来，远离抑郁

抑郁症没有"万能药"，但大量研究表明，运动可以减轻抑郁症的症状，对预防抑郁症的发生也有一定作用。将运动作为常规治疗的附加疗法，可以显著改善抑郁症状和生活质量，且改善程度与运动量呈正相关关系。每周至少 1 小时的体育锻炼，强度不限，可以使抑郁症发生风险降低 12%。今天酷灵铠医生来和大家讲解哪些运动形式对缓解抑郁有益。

一、有氧运动

许多跑步爱好者表示，跑步达到一定的运动阈值可以体验到快感。这种快感来源于大脑中分泌的内啡肽，持续的身体活动导致内啡肽释放，它可以减少患者对疼痛的感知，并在体内产生积极的感觉。有证据表明，有氧运动对抑郁症治疗最为有效，包括跑步、游泳、散步、健美操、跳舞、跆拳道等，这些运动可以减少肌肉紧张、改善睡眠质量、减少焦虑。梅奥诊所曾提出，每周 3 ～ 5 天，每天至少 30 分钟的锻炼可以显著减轻抑郁症状。如果时间不够，10 ～ 15 分钟的短暂运动也是有益的。

二、力量训练

力量训练有助于缓解抑郁症状。与从不进行力量锻炼的成年人相比，进行力量锻炼的成年人患抑郁症的风险降低。对于患有轻度至中度抑郁症的人来说，力量训练可以算是一种冥想练习。当进行力量训练时，人的注意力会集中在手头的任务上，不会考虑其他任何事情。另外，做力量训练还可以增加血流量，达成运动目标，这些都可以带来深深的满足感。

三、瑜伽

练习瑜伽是另一种可以缓解抑郁症状的活动，瑜伽与认知行为疗法等常规治疗相结合时效果更好。瑜伽具有极好的抗抑郁作用，因为它可以提高柔韧性，融入正念理念，打破重复的消极思想。研究表明，连续4周，每周练习3次哈他瑜伽（将瑜伽姿势与呼吸技巧相结合）的女性，抑郁、焦虑和压力水平较运动前明显降低。

酷灵铠医生提醒您

对于抑郁症患者来说，开始日常锻炼可能并不容易，因为抑郁症会降低能动性、引起身体疼痛并扰乱睡眠，从而导致锻炼的动力减少。建议从每天步行5分钟或任何形式的运动（如瑜伽或太极拳）开始。当患者开始运动时，就会开始期待一天中这些放松的休息时间，坚持下来，远离抑郁！

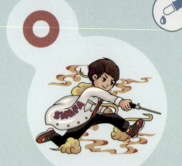

第七章
关节镜术中术后之了解与应对

第一节　X 线片的自白：辐射危害大？其实我挺委屈的

　　酷灵铠医生经常被问到拍 X 线片的辐射对身体是否有很大的危害，今天他请来 X 线机大哥来给大家讲讲摄片那些事。

　　大家好，我是 X 线机。每当我去摄片时，大家就远远地躲着我，即便我安静地待在医院的某个角落，大家看到我也会绕道而行。因为大家把我当作行走的辐射源，当成散发辐射的恐怖怪物。医生说我应该把自己的委屈说出来，把自己的"真面目"展示给大家，才能得到大家的接受与认可。

　　我将从身体构造和性格特点两个方面向大家做自我介绍。

一、身体构造（工作原理）

　　我的学名叫数字化 X 线摄影机（DR），我可以为躯干及四肢损伤的患者提供影像数据，提供是否有骨性结构损伤的证据。

　　我的工作原理离不开 X 射线（也称 X 线）。X 线具有很高的能量，肉眼不可见，但是能穿透不同物质，能使荧光物质发光，具备穿透性、荧光效应、电离效应等特性。但是，X 线在促进医学进步的同时，也带来了一些危害。X 线是电磁辐射谱中的一部分，属于电离辐射。那么辐射从哪里来？宇宙当中，其实一切都是有辐射的，辐射本身就是宇宙演化的方式。我们通过它是否产生生物效应将其分为非电离辐射和电离辐射两类。

非电离辐射波长较长，能量低，不会改变人体的化学性质，生物层面上主要表现为热能传递（比如平常我们见到的 B 超、MRI）。电离辐射是拥有足够高能量的辐射，能够改变物质的化学状态，并造成生物层面的伤害，如导致细胞双链 DNA 断裂，在偶然情况下经错误修复引发肿瘤。典型的电离辐射包括伽马射线、粒子射线以及光子束。这些电离辐射主要应用于医疗环境，如 X 线、CT、PET-CT、放射治疗等，也是值得我们警惕和认真对待的辐射。我知道，这些解释都有些苍白，消除不了你们对我的误会，但是有句话叫作抛开剂量谈辐射都是"耍流氓"！

那么如何判断辐射是否超标？首先，引进辐射当量作为辐射的量化单位来统一描述各类电离辐射对生物体的危害程度，单位为西弗（Sv）（1Sv=1000mSv）。国际辐射防护委员会根据已有的急性照射的数据得到线性无阈理论的推定值，规定人为活动引起的公众辐射剂量限值为 1 毫西弗 / 年，这个安全限值目前看来是十分保守的。也就是说，根据所有的临床数据，一次性 100 毫西弗的急性照射，没有观察到任何辐射效应。那么平均到 100 年，每年就是 1 毫西弗。先来看看每年人们受到的自然界的本底辐射。有关数据显示，中国公众所受天然辐射个人年有效剂量为 3.13 毫西弗。包括：

① 来自宇宙射线的外照射 0.36 毫西弗，来自陆地伽马外照射 0.54 毫西弗；
② 来自氡气的内照射 1.56 毫西弗；
③ 来自其他食物的内照射 0.67 毫西弗。

然而人体并没有想象中那么脆弱，人体对电离辐射量的安全承受量约为 100 毫西弗。一个自然人一年的天然本底辐射的平均值大约是 3.13 毫西弗，而不同地区的差异可以达到 5 毫西弗 / 年左右，因此慢性持续照射在 5 毫西弗 / 年以下的都还在天然本底辐射的剂量之内，不必太过于担心（表 7-1）。当然了，急性的高剂量率的照射和内照射还是要尽量控制总照射剂量（例如 CT、X 线、氡气等）。对于低剂量率的核辐射，要注意保持健康的心态，提高身体的免疫能力。附带补充一下，职业人员的年均剂量限值是 20 毫西弗。剂量控制在 20 毫西弗 / 年的职业人员，在全世界也都没有发现"职业病"的病例。

表 7-1　常见医学检查项目的辐射剂量及与天然本底剂量对比

检查分类	检查项目	有效剂量 / 毫西弗	等效天然本底剂量时间
神经系统检查	CT：头部	2	8 月
	CT 增强：头部	4	16 月
	CT：脊柱	6	2 年
呼吸系统检查	CT：肺部	6	2 年
	CT：肺癌低剂量筛查	1.5	6 月
	胸片 X 线	0.01	1 天
消化系统检查	CT：腹部、盆腔	9	3 年
	CT 增强：腹部、盆腔	12	4 年
	CT：结肠	6	2 年
	CT：肾脏输尿管	3	1 年
	钡剂灌肠（下消化道造影）	6	2 年
	钡剂上消化道造影	6	2 年
骨骼系统检查	脊柱 X 线摄影	1.5	6 月
	四肢 X 线摄影	0.001	3 小时
女性检查	骨密度测定	0.001	3 小时
	乳腺钼靶检查	0.4	7 周
男性检查	骨密度测定	0.001	3 小时
牙齿检查	口腔 X 线牙片	0.005	1 天
核医学检查	PET-CT	16	5 年

　　其实我每一次工作拍摄胸部 X 线片带来的有效辐射剂量才 0.01 毫西弗，相当于人类生存在地球一天受到的本底辐射剂量，只有人为活动引起的公众辐射剂量限值（1 毫西弗 / 年）的百分之一，我是完完全全在大家能够接受的范围之内的，所以请大家能够理性看待我。其实我也知道，对未知事物的恐惧是天生的，有时候你们只是不知道如何与我相处，那我接下来将我的性格特点告诉你们，打消你们最后的顾虑。

■ 二、性格特点（如何防护）

　　虽然我笨重，看上去不那么灵活，但是我工作起来还是兢兢业业，能量十足的，毕竟我是通过产生 X 线来完成工作的。那么如何才能愉快地和我相处呢？应该遵循基本的防护原则：尽量减少或避免射线从外部对人体的照射，使之所受照射不超过国家规定的剂量限制。外照射防护的三要素为曝光时间、距离、屏蔽，这三个要素就是我的性格特点。

（1）曝光时间　其实我不是一直具有辐射的，因为我不可能一直产生 X 线。只有操作人员按下曝光键的那零点零几秒我才真正在工作，所以我没有曝光的时候，我是完全安全的。

（2）距离　当辐射源为点源时，剂量率与距离的平方成反比，因此控制距离是另外一种控制外照射的有效方法；距离放射源越远，受到的辐射剂量越小。对任何形状的辐射源，当考察点与源的距离大于辐射源本身的最大尺寸 5 倍时，可将该辐射源视为点源。在辐射防护中，通过增加人与放射源之间的距离，来降低电离辐射的危害。所以，每次我要开始工作的时候，要你们离我远一点是有道理的。

（3）屏蔽　在实际工作中，在我曝光的时间里一般都只有患者跟我待在一起。患者家属一般会被要求门外等候，这也是为了保护他们远离辐射。我所在的房间的墙壁基本上都放置了铅块，也就是我们俗称的"铅墙"，它的存在可以起到有效的屏蔽作用。屏蔽防护的原理是辐射通过物质时会被减弱，在人与辐射源之间增加一层足够厚的屏蔽物，可以把外照射剂量减少到允许的水平以下。铅的原子序数 $Z = 82$、密度 $\rho = 11.34 \text{g/cm}^3$，对低能和高能 X 线或 γ 射线有很高的减弱能力，是 X 线或 γ 射线屏蔽的理想材料，常用于制作铅容器、铅活动屏、铅砖等；其优点是有很好的抗腐蚀特性，在射线照射下不易损坏。所以，基本上目前都使用铅门、铅玻璃、铅活动屏来进行辐射防护。其实我们的混凝土墙也有一定的屏蔽作用，研究证实，5mm 的铅就能阻挡 X 射线的穿透。混凝土的效能只有它的六分之一，所以 3cm 的混凝土墙也能达到 5mm 铅的效果，完全阻挡 X 射线的穿透。因此，当我在工作的时候，躲在墙后面的你们是安全的。

 酷灵铠医生提醒您

> X 线片并没有传言中的那么可怕。它工作曝光时间仅为零点零几秒，患者一年接受数次 X 线片检查，其受到的电离辐射也基本上在安全范围之内，不会对身体造成伤害。对于家属或陪同人员，离它远一点，躲在墙后面，不会对身体产生任何伤害。

第二节　关节镜手术和术后康复

张大妈在抱外孙的时候拉伤肩膀，之后无法活动肩关节，伴有肩关节疼痛。酷灵铠通过简单的体查，并带着张大妈进行了一次肩关节磁共振成像检查，最终明确诊断：肩袖全层损伤。酷灵铠建议行关节镜手术治疗。

一、关节镜手术的适应证有哪些？

区别于传统切开手术，现在关节内结构的手术大多可以在关节镜下进行，基本覆盖了人体全部大关节，比如膝关节、踝关节、肩关节、髋关节、腕关节等。通过关节镜能够完成绝大部分关节内损伤的治疗，比如说关节镜下肩袖修补术、膝关节交叉韧带重建术、踝关节镜下外侧韧带修复或者重建术、髋关节盂唇修补术等，甚至可以通过"造腔"的方式完成一些关节外的操作，比如说臀肌挛缩的手术治疗。

相比传统切开手术，关节镜手术切口小、手术器械小、操作空间大，还能对病变部位起到放大成像效果，使疾病诊断和治疗更加精确。通过术中建立若干直径 0.5 ~ 1cm 的通道，置入关节镜操作器械，包括光源、镜头、摄像系统等，摄像系统采集关节内的实时情况呈现在外接显示器上，医生根据关节镜下实时情况进行手术操作。

二、关节镜微创手术就一定创伤小吗？

尽管关节镜手术属于微创手术，手术切口比传统手术切口要小很多，创伤也小很多，但是对术者的操作要求大幅提升，术者需有一段较长的学习曲线和积累经验。一名优秀的关节镜外科医生至少需要 10 年的经验。同时，同样是关节镜手术，创伤也有大小的区别。关节内病变多种多样，可以是单纯的关节游离体、滑膜皱襞，也可以是多发韧带损伤合并半月板损伤等复合伤，或者色素沉着绒毛结节性滑膜炎累及整个关节的病变，医生治疗所涉及的结构越多，范围越大，创伤也就越大。

三、关节镜手术疼不疼？

张大妈如期接受了由酷灵铠主刀的肩袖损伤关节镜下修补术，术中酷灵铠发现除了存在肩袖（冈上肌）损伤需要做修补，肩胛下肌同样存在损伤，肩胛下肌损伤撕裂的肌腱纤维经修复以后变得光滑有张力；同时因为肩峰下滑囊增生较重，肩峰下间隙变窄做了肩峰下减压、肩峰成形术。术后第一天，酷灵铠查房时嘱咐张大妈进行被动屈肩训练，在康复过程中，张大妈觉得肩关节疼痛，尤其是在肩关节放下的过程中，但不活动时疼痛程度明显减轻。

张大妈询问酷灵铠："为什么微创手术术后还会疼痛？"

酷灵铠说："虽然关节镜手术属于微创手术，创面小，但手术的步骤相较于传统开放手术不会少。手术步骤和涉及区域取决于治疗结构的多少或者病变的大小。关节镜术后患者同所有开放手术术后患者一样会感觉到疼痛，但因手术切口小，疼痛会明显减轻。另外，疼痛程度还取决于患者对疼痛的耐受能力。医生常会使用 VAS 评分（0～10 分）来评估患者疼痛水平，通常采用一个 10 厘米长的直线或直尺，0 代表'无痛感'，10 代表'最剧烈的疼痛'，患者根据自己感受到的疼痛程度，在直线上标记，以表示疼痛的强度。针对疼痛，我们术中会使用'鸡尾酒'，每位医生的配方都不完全一样，核心成分是局部麻药罗哌卡因和激素类药物倍他米松，术后会常规使用非甾体抗炎药，达到多模式镇痛的效果。"

术后第二天，张大妈疼痛逐渐减轻，被动屈肩运动越发灵活和自如，达到了出院标准，张大妈感叹关节镜手术术后出院真的很快。出院时，酷灵铠医生特意交代："出院并不是治疗的结束，您还得好好做康复，争取获得最大的疗效。"

四、关节镜手术后的康复指南：如何高效安全地恢复？

（1）康复初期　早期康复，保护关节，控制疼痛。

关节镜手术后的康复过程从手术后的第一天开始。在这个阶段，保护手术部位是至关重要的。需要佩戴外科医生给予的支架或固定器，并遵循康复医生的指示进行活动。为了控制疼痛，可能需要服用医生开具的止痛药。但是在这个时期，由于炎症反应，身体会出现不同程度的疼痛、肿胀以及局部发热，导致无法正常休息，最终影响身体组织恢复。当然也可以尝试以下几种方式：①冰敷，减少炎症的渗出，还有镇痛的作用；②镇痛泵，止痛神器，有助于入眠；③关节持续被动运动仪（CPM），帮助在术后早期活动关节，防止关节出现严重的粘连；④周围肌肉的主动收缩（静力收缩），激活肌肉，重新让肌肉工作（刚开始有点难度）；⑤低频电刺激仪，刺激肌肉收缩，加速血液循环，防止肌肉萎缩。

当然除了以上方法，还有其他很多治疗手段，但是需要专业医务人员指导。此阶段出现持续低热时，应尽快寻求主刀医生帮助，同时也需要忌口，戒烟戒酒，保证充足睡眠，才能使伤口更好愈合。

（2）康复前中期　逐渐增加关节活动，恢复肌肉力量。

随着康复的进行，需逐渐增加活动量。在这一阶段，根据康复医生的指示，可以进行一些简单的物理治疗和关节活动训练，这些可以帮助改善关节的灵活性和降低僵硬感。同时，还可以进行一些针对关节力量的锻炼，以促进肌肉的恢复和关节的稳定。

在此阶段，可能会有各种各样的原因阻碍康复，应调整心态，科学面对，减少受伤后的情绪波动；有条件的话，寻求相关康复人员的指导。当然在康复过程中可能最容易遇到的问题是，在进行关节活动度训练产生的疼痛，建议产生的疼痛不要超过3分（不影响睡眠的疼痛程度），且锻炼后不会出现明显肿胀和疼痛加剧。

（3）康复中后期　功能至上，重新回归正常生活。

恢复到这个阶段的时候，会逐渐感觉到肌肉能够支撑关节活动，并且关节活动度基本恢复正常，术后的关节在这个时期基本完成了组织上的愈合（但是可能出现明显的瘢痕增生），炎症也基本消失，且没有明显的肿胀和疼痛，可以回归正常的日常生活。

关节功能不是自行恢复，而是需要进行针对性的康复训练。想要达到这种目的，就需要把功能锻炼融入到日常生活中，例如，肩关节术后的患者，可以练习梳头的动作；膝关节术后的患者，可以练习上下台阶（多种方式）；踝关节术后的患者，可以练习走独木桥。

（4）康复后期　逐渐恢复正常运动，维持关节健康。

随着康复的进展，会逐渐感觉到关节功能的改善。在这个阶段，可以逐渐恢复正常的日常活动，并重返工作或运动场所。然而，仍然需要谨慎行事，避免剧烈运动和过度使用关节。根据康复医生的建议，可以参加一些低强度的运动，如游泳、自行车骑行和慢跑。记住，保持适度的运动是保持关节健康的关键。

在运动和日常活动中，要学会合理分配体力和注意使用正确姿势。避免长时间保持同一姿势，并避免瞬间扭曲或过度伸展屈曲关节，这样可以减少关节的压力和损伤风险。

- 关节镜手术目前已成为治疗运动损伤最常用的手术技术，相对于传统手术方式，具有创伤小、恢复快、并发症少的优势。但是对于术者有较高操作要求。
- 由于关节镜手术属于微创手术，患者术后疼痛相对轻微，能够尽早开始功能康复。
- 由于手术部位涉及关节，患者有较高的运动要求，我们要求患者术后要按计划积极主动开始功能训练；同时康复方案应在手术医生的指导下根据患者不同情况制订。

第三节　如何佩戴和使用支具？

春天来了，人们开始选择自己喜爱的运动项目来到户外进行锻炼。一部分人缺少运动常识，没有进行有效的拉伸训练，造成运动损伤。受伤后的患者纷纷来到医院找酷灵铠医生看病，有的患者需要做康复治疗，有的患者甚至被建议佩戴支具。运动损伤难道不是休息一下就好了吗？真的需要佩戴支具吗？对于患者们的疑问，酷灵铠医生决定给大家上一堂科普课。

一、什么是支具？

支具是一种支撑身体的外用器具，当我们的骨骼、肌肉、韧带出了问题就常常需要支具的支持，主要作用是给予保护，使之得到休息，纠正不正确的活动或异常姿势，减少由此带来的损伤。

二、如何使用手腕关节支具？

运动损伤导致的手腕扭伤、脱位、骨折，慢性工作劳损导致的腕管综合征、TFCC（三角纤维软骨复合体）损伤，生活劳累导致的腱鞘炎、"妈妈手"，这些疾病的症状主要是手腕痛。

手腕关节固定是治疗以上疾病最有效的物理治疗方式之一。它能保护受伤

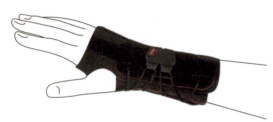

图 7-1　手腕关节支具示意图

的腕部，使之得到充分休息，减少腕关节的异常活动和劳损，加快恢复正常功能。同时有效减少各种原因导致的疼痛，并让腕部受损部位得到支撑，保护腕部损伤的神经和血管，从而有效控制疼痛，促进伤后的康复（图 7-1）。

佩戴手腕关节固定器还需注意以下几点。

① 注意手的血液循环，避免由于佩戴过紧或者伤后肿胀造成的血液循环障碍。如出现下列情况之一：疼痛加剧；手麻木，针刺反应迟钝；伤肢的手指活动受限；手皮肤苍白或发青；伤肢冰凉等。表示肢体血液循环不良，应立即适当松解，并报告医生作出处理。

② 不能私自取下支具，以免骨折移位或造成二次损伤。

③ 伤后保护好患肢，防止外力碰撞或其他原因导致骨折再移位。

④ 定期进行复查，检查伤后恢复情况。比如骨折对位情况的 X 线检查，如有断端移位或压力垫移动，都应及时纠正。

⑤ 功能锻炼。支具固定时间过长会导致肌肉萎缩，因此要配合进行做患肢的功能锻炼，如握拳、肌肉收缩和舒张、关节屈伸等动作。

三、如何使用颈腕吊带、前臂吊带？

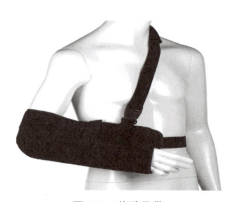

图 7-2　前臂吊带

颈腕吊带、前臂吊带适合在什么情况下佩戴？颈腕吊带是连接颈部与上肢的一种悬吊保护装置，由吊带、前臂托板、颈部保护套三部分组成。前臂吊带主要用于手部、前臂及上臂疾患的整个治疗和康复过程，起到保护和稳定作用，同时通过悬吊抬高患者前臂，以达到减轻肿胀、缓解疼痛的作用（图 7-2）。

如何正确佩戴颈腕吊带、前臂吊带呢？患者取坐位，患肢肘关节屈曲 90°，

前臂中立位水平放于胸前，用健侧手托住患肢前臂，前臂托板置于患肢前臂下，吊带的固定带绕过对侧颈部，妥善固定吊带并调节吊带高度，并注意观察患者佩戴是否合适。

如有颈椎损伤，请切记不要佩戴颈腕吊带和前臂吊带，佩戴颈腕吊带时应避免压迫颈部，患者在佩戴颈腕吊带的整个过程中，如有不适要及时与医护人员沟通。

四、如何使用肩关节外展支具？

为什么要佩戴肩关节外展支具？在外伤或肩袖损伤修复等手术后，患者可能需要使用肩关节外展支具数周。肩关节外展支具是用来防止肩膀转向身体的工具。肩关节外展支具会将肩部保持在升高外展的位置并帮助肩部恢复。与无枕头（仅吊带）相比，肩关节外展支具可降低肩袖修复的张力，从而有助于肩袖的愈合（图7-3）。

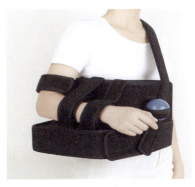

图7-3　肩关节外展支具

如何正确佩戴肩关节外展支具呢？先将肩关节外展支具的支撑板固定在腰部合适位置，患肢屈肘90°；腰部支撑点使肩关节保持外展20°～30°。用较短较窄的一条带子（腰带）使支撑板固定于腰部；较长较宽的带子（肩带），自支撑板一侧绕过肩部粘到另一侧，使支撑板与身体接触更加稳固。最后用固定带固定上臂和前臂。

肩关节外展支具佩戴注意事项如下。

① 肩关节外展支具不可随意拆除，佩戴时间为4～6周。随意拆除支具会造成肩关节二次损伤而导致病情加重。

② 佩戴外展支具期间如需更换衣物，请始终保证患肢角度不变。可以将它穿在衣服外面，也可以定期将其取下，让皮肤透透气。

③ 即使睡觉休息，也尽量佩戴支具，佩戴外展支具休息时，可采用仰卧位或健侧卧位，不得采用患侧卧位！采取仰卧位时，应在上臂后方放置5～10cm高的枕头或毛巾，使上臂处于肩胛骨平面，避免对肩关节的牵拉。请注意，一定不要让上臂悬空，避免患肩关节受力，减轻患者不适。

④ 定期门诊复诊，医生会根据不同阶段制订康复锻炼计划。

五、如何使用膝关节支具？

膝关节支具是一种装配于膝关节外部，通过力的作用限制异常的活动，保持关节的稳定性，以恢复肢体负荷能力的保护性用具。

膝关节支具对于受损的肢体可以起到很大的作用。

① 保持关节的稳定性，以恢复肢体的负荷能力。

② 固定功能，通过对病损的肢体或关节进行固定，促进患处愈合。

③ 保护功能，通过对病损肢体的保护，保持肢体正常的对线关系，保证肢体正常功能的发挥。

④ 承重功能，可减少病损肢体、躯干的负荷，有利于损伤组织愈合。

⑤ 抑制站立、步行中的肌肉反射性痉挛。

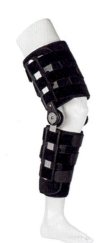

⑥ 铰链式可活动膝关节支具可以避免膝关节术后制动引起屈膝功能障碍，解决患肢康复锻炼与关节制动的矛盾（图7-4）。

该如何正确地佩戴支具呢？选择大小合适的支具，确保制动效果；根据腿型调节大小；患肢伸直并抬离床面 10～20 cm；放入膝关节支具；根据需要设定卡盘的活动度，并对准膝关节两侧或对准髌骨位置，支具的钢架在下肢两侧；固定支具上的约束带，约束带松紧以能放入两横指为宜。

膝关节支具佩戴注意事项如下。

① 患肢有开放伤口、轻度过敏、皮肤有破损或溃疡时不宜直接使用。

图 7-4　铰链式可活动膝关节支具

② 支具内可以放置纯棉衣物以保护皮肤。

③ 佩戴和摘除的整个过程中，患肢保持伸直位，须有人保护，以使患肢保持生物力线。

④ 对肢体力量较差、年迈体弱的患者，要加强保护。

⑤ 如患肢出现压迫、疼痛、麻木等不适症状，应及时就医。

⑥ 支具角度的调节应严格遵守医生的指导，不可随意调节，以免发生膝关节再损伤。

⑦ 支具佩戴的时间应严格遵守医生的指导，不可随意摘除。

⑧ 支具摘除后应单独横放，严禁受压，以防被压变形。

六、如何使用踝关节支具？

踝关节扭伤或碰撞后可能出现韧带损伤、骨折等情况，踝关节固定支具在踝关节周围骨折、踝关节韧带损伤中起到重要的保护和康复作用。

踝关节支具怎么选择？踝关节支具可分为三种。

① 踝关节跟腱靴。适用于跟腱断裂患者的术后或保守治疗。

② 绑带或半刚性踝关节固定支具（护踝）。适用于踝关节扭伤。

③ 全固定踝关节支具。适用于骨折和韧带损伤的固定。

使用什么类型的支具一定要听医生的专业意见，避免盲目选择支具，导致治疗效果不佳（图 7-5）。

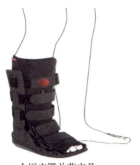
全固定踝关节支具

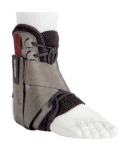
半刚性踝关节固定支具（护踝）

图 7-5　常用踝关节支具

踝关节支具佩戴注意事项如下。

① 根据病情选择正确的支具或者护踝，过大或过小都不能起到保护脚踝的作用。

② 注意足部的血液循环，如出现下列情况之一：疼痛加剧；脚麻木，针刺反应迟钝；脚趾苍白或发青；伤肢冰凉等表示肢体血液循环不良，应立即松解并就医。

③ 踝关节固定支具在夜间时也应持续使用，避免因休息时姿势不当导致脚踝进一步损伤。

 酷灵铠医生提醒您

支具的正确选择和使用，对患者的康复至关重要。遵医嘱合理佩戴支具，为运动损伤的康复保驾护航。

第四节　运动损伤药物该怎么用？

　　酷灵铠医生上班途经篮球场，一名球员一记漂亮的三分球命中，却在落地瞬间不慎崴脚摔落在地。酷灵铠立马跑上前去查看伤情，发现球员脚踝部肿起一个"大包"。一大群人围过来，七嘴八舌地分享自己的"医学经验"，有人甚至建议买"江湖人士"的"狗皮膏药"，并且信誓旦旦地表示效果杠杠的。这时候，专业的运动医学科医生酷灵铠镇定地叫人拿来了冰袋，并嘱咐受伤的球员今天需持续冰敷扭伤处。

　　对于受伤后外用药，酷灵铠医生给了专业意见，他说常见的外用非甾体抗炎药包括双氯芬酸钠软膏、洛索洛芬贴膏等，非甾体抗炎药外用与口服镇痛效果相当，当仅有局部轻至中度疼痛，可优先选择外用剂型，使用时，应保证伤处清洁干燥（图7-6）。

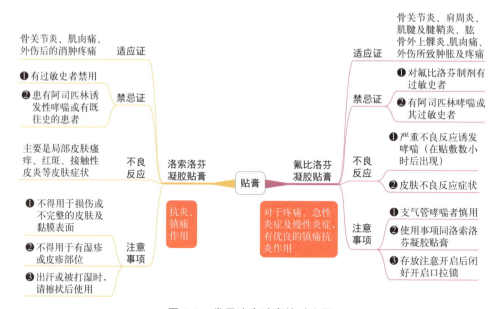

图7-6　常用消炎贴膏的对比图

　　处理完篮球场不慎崴脚的球员，酷灵铠医生来到了病房开始查房，今天他负责的一位前交叉韧带断裂经过韧带重建手术的患者终于能出院了。患者正对着几盒口服药一头雾水，不知如何服用。见此情景，酷灵铠耐心地对患者说："我来向你解释一下药物的用法和口服剂量吧！"

运动损伤术后患者常规口服药物大体分为两类：一类是非甾体药物，另一类是消肿药物（图7-7）。

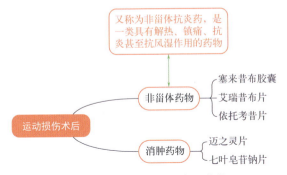

图 7-7　运动损伤术后常用药物

非甾体药物、消肿药物应在饭后服用，以减少对胃肠道的刺激；仔细阅读药品说明书，了解药物的适应症状、用法用量、不良反应、禁忌证等信息。如果疼痛较为严重，也不要擅自加大药量。如果出现不良反应，应立即停药并咨询医生。常用的非甾体药物相关信息如下（图7-8）。

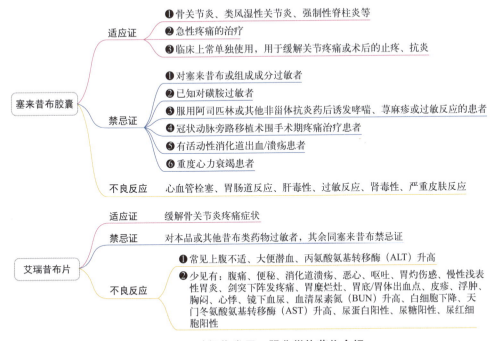

图 7-8　运动损伤常用口服非甾体药物介绍

"现在清楚这些药物怎么用了吗？"酷灵铠医生问患者。

"清楚了，感谢医生。"患者露出了灿烂的笑容。

骨科运动损伤术后患者常规服用的药物大体分为两类：一类是非甾体药物，另一类是消肿药物。每天服用的剂量和次数请牢记。

第五节　小儿麻醉知多少

小儿麻醉医生在进行术前访视时，经常有家长提出"麻醉后会不会变傻？""一定要全麻吗？""手术前不能喝水，喝牛奶可以吗？""孩子手术完多久醒？"等问题。家长们对麻醉相关问题存在着误区，对于麻醉有着莫大的担忧。下面，酷灵铠医生会针对一些常见问题进行解答，帮助家长们正确认识麻醉。

一、麻醉对儿童的智力是否有影响？会不会麻醉之后变傻了？

家长们可以不用过度担心。随着麻醉学的发展，现在有短时间代谢的麻醉药物在临床应用，可控性好。根据目前的研究，尚无科学研究证明麻醉对儿童的智力发育有影响。对于全身麻醉，FDA（美国食品及药品管理局）认为对 3 岁以上儿童的智力没有影响，对于 3 岁以下婴幼儿麻醉药物是否产生影响存在争议。在国际顶级杂志 *JAMA* 和 *Lancet* 的研究成果也显示接受过麻醉的儿童与没有接受过麻醉的健康儿童相比，两者的后期智商评分没有差异。家长们要注意，智力的影响是多方面的，不要把成绩不好归结于全麻手术。尤其不能因为担心麻醉对孩子的智力有影响而耽误疾病的治疗，治疗疾病才是重中之重。

二、需要进行手术的儿童，一定要全麻吗？

目前的麻醉方法有很多种，比如全身麻醉、椎管内麻醉、表面麻醉、局部浸润麻醉、区域阻滞麻醉等，需要医生根据术前访视的结果、患儿的病史、体格检查、实验室资料、手术的时间长短、手术风险程度、患儿的耐受力等进行综合评估，选择最为合适的麻醉方法，从而最大程度减少麻醉手术风险和保证患儿安全。所以是否需要全麻是根据患儿的综合情况考虑的，医生会选择对患儿最有利的麻醉方法。

三、术前儿童为什么不能吃饭？连喝水都不行吗？

术前让儿童禁食的目的在于减少胃内容物的反流、误吸。儿童的贲门括约肌发育不完善，胃排空时间长，加之麻醉诱导过程中，儿童的保护性咳嗽及吞咽反射受到抑制，容易引起呕吐，食物进入气道，造成吸入性肺炎，会危及儿童生命，所以术前千万不能让儿童吃东西。若是儿童吃了东西或者喝了水，家长一定要告知医生，不能不以为然，以免酿成大祸。但是长时间的禁食，可能会导致儿童脱水或低血糖，所以把握禁食时间的长短尤为重要（表7-2）。在手术过程中，医生也会给儿童相应液体，补充水分和能量。

表 7-2　儿童术前禁食时间

术前食用食物	禁食时间 /h
清饮（白开水、清茶、碳水化合物饮料、没有渣的果汁等）	2
母乳	4
配方奶和易消化的固体食物	6
不易消化的固体食物（包括油炸食品等油腻食物）	8

四、儿童麻醉后多久醒？

快速代谢的麻醉药物可缩短苏醒时间，而长效药物则可能延长；手术时间越长或创伤越大，麻醉药物累积剂量可能更高，代谢时间相应增加；患儿的年龄、体重、肝肾功能及基础健康状况（如肺部疾病）也会影响药物代谢速度。

五、术后需要注意什么？

术后在病房要密切关注患儿的神志、呼吸、唇色。术后患儿如果出现呕吐，立刻把患儿的头偏向一侧，帮助吐出呕吐物并清理干净。注意气道分泌物增多的情况，若是堵塞了呼吸道，患儿会出现呼吸急促、面色苍白、唇色紫绀。可垫高患儿肩部并使头偏向一侧，清理口鼻分泌物，或者可以放置口咽通气道，保持呼吸道通畅。有问题及时向医生护士反馈。

术后要注意患儿的镇痛。对于程度较轻的疼痛，可通过采用舒适的体位，进行抚摸等转移注意力的方法来缓解。家长要密切观察患儿的状态，及时跟医生沟通，医生根据患儿不同的状态采用合适的镇痛方法，有效的镇痛可以改善患儿的睡眠状态，促进患儿的伤口愈合和术后康复。

六、儿童感冒了，为什么不适合实施麻醉？

当前或近期发生过上呼吸道感染的儿童行全身麻醉时，围手术期呼吸系统不良事件的风险显著增加。这主要是由于感冒症状消失后气道仍然处于高反应性状态，可能引起缺氧、喉痉挛、气道梗阻、喘鸣等并发症。呼吸系统的不良事件是导致儿童围手术期心脏骤停的第二大常见病因。除一些危及生命的疾病需进行麻醉手术，一般建议是等待感冒痊愈后 3 ～ 4 周再进行手术。如果患儿在术前有感冒、发热、咳嗽等，一定要告诉您的医生，判断是否需要延期手术。建议家长术前照顾好患儿，尽量防止感冒。

希望以上的回答能够帮助家长们消除心中的部分疑虑，更好地配合医生，保证孩子的手术安全。

酷灵铠医生提醒您

- 麻醉对儿童的智力没有影响。
- 是否需要全麻是根据患儿的综合情况考虑的，医生会选择对患儿最有利的麻醉方式。
- 术前禁食禁饮是麻醉的需要。
- 儿童感冒痊愈后 3 ～ 4 周再进行择期手术。

参考文献

[1] 赵志尧，张海锐，周方正，等．青少年初次髌骨脱位诊疗现状及复发脱位的相关危险因素 [J]. 国际骨科学杂志，2024, 45：319-323.

[2] 朱威宏，陈游，唐琪，等．双缝合锚钉技术双束解剖重建内侧髌股韧带治疗青少年髌股关节不稳定 [J]. 中南大学学报（医学版），2017, 42：808-813.

[3] 冯杨，刘宁．青少年急性髌骨脱位保守治疗与手术修复比较 [J]. 中国矫形外科杂志，2023, 31：315-319.

[4] Watson R, Sullivan B, Stone A V, et al. Lateral patellar dislocation: A critical review and update of evidence-based rehabilitation practice guidelines and expected outcomes [J]. JBJS Rev, 2022, 10(5): 810-812.

[5] 郝晶晶，孙菁，白东，等．跑步相关运动损伤研究进展 [J]. 健康体检与管理，2023, 4：380-388.

[6] 王智斌，丁杰，陈根，等．膝前痛的常见病因及康复治疗措施的研究进展 [J]. 中国老年保健医学，2023, 21：102-106.

[7] 钱军．跑步当防"跑步膝"[J]. 江苏卫生保健，2022(5)：44.

[8] 闫君，邢更彦．髂胫束综合征临床诊断及其治疗进展 [J]. 武警医学，2023, 34：910-913.

[9] 王冶，雷青，陈松，等．关节镜治疗症状性膝关节骨关节炎的疗效 [J]. 中国现代医学杂志，2017, 27：104-107.

[10] 袁滨．关节镜诊治膝关节游离体临床应用 [J]. 中国现代药物应用，2010, 4：71-72.

[11] 贺文楠，左新成．关节镜下取出复杂膝关节游离体 [J]. 临床骨科杂志，2018, 21：760.

[12] Musahl V, Engler I D, Nazzal E M, et al. Current trends in the anterior cruciate ligament part Ⅱ: evaluation, surgical technique, prevention, and rehabilitation [J]. Knee Surg Sports Traumatol Arthrosc, 2022, 30(1): 34-51.

[13] 孙凌凌，冯超．儿童和青少年前交叉韧带损伤的治疗进展 [J]. 骨科临床与研究杂志，2024, 9：313-316.

[14] 张丹妹，赵广义，周军丽，等．关节镜下前交叉韧带重建术后康复问题分析与对策 [J]. 中国骨与关节损伤杂志，2024, 39：1115-1117.

[15] 陈晨，林彦彬，唐佳鑫，等．中小学生常见前交叉韧带损伤机制与预防手段 [J]. 中国学校体育，2024, 43：84-86.

[16] Wang L J, Zeng N, Yan Z P, et al. Post-traumatic osteoarthritis following ACL injury [J]. Arthritis Res Ther, 2020, 22(1): 57.

[17] Malige A, Baghdadi S, Hast M W, et al. Biomechanical properties of common graft choices for anterior cruciate ligament reconstruction: A systematic review [J]. Clin Biomech (Bristol, Avon), 2022, 95: 105636.

[18] Bradsell H, Frank R M. Anterior cruciate ligament injury prevention [J]. Ann Jt, 2022, 7: 1.

[19] 陈世益，董宇．半月板损伤，伤不起！[J]. 中国老年，2019(7)：47.

[20] 陈游，孙材江，张薇．膝关节镜视下盘状半月板成形术 [J]. 湖南医科大学学报，2000(2)：169-170.

[21] 朱威宏，唐琪，廖乐乐，等．内侧副韧带拉花松解在膝关节内侧半月板后角撕裂关节镜手术中的应用 [J]. 中南大学学报（医学版），2017, 42：1053-1057.

[22] 綦珂．认识运动中的"隐形敌人"：半月板损伤 [J]. 人人健康，2024(24)：14-15.

[23] 刘鹏鹏，谢子康．半月板损伤修复术的研究进展 [J]. 中国矫形外科杂志，2024, 32：535-540.

[24] 张海锐，赵志尧，黄炳哲，等．儿童盘状半月板损伤手术预后的影响因素和并发症研究进展 [J]. 中国骨伤，2024, 37：98-102.

[25] 易凡，于铁强，万广亮，等．儿童胫骨结节骨骺损伤的特点与治疗 [J]. 中国煤炭工业医学杂志，2020, 23：96-99.

[26] 陈育民．青少年谨防胫骨结节骨骺炎 [J]. 家庭医学，2007(11)：13.

[27] Lima A S, Cabral J, Boavida J, et al. Tibial tubercle avulsion fractures in adolescents: impact on function and quality of life [J]. J Pediatr Orthop B, 2022, 31(2): e135-e140.

[28] Nguyen J C, Caine D. The immature pediatric appendicular skeleton [J]. Semin Musculoskelet Radiol, 2024, 28(4): 361-374.

[29] Yaya-Quezada C, Fanney L, Patel V, et al. Imaging of the pediatric knee [J]. Semin Musculoskelet Radiol, 2024, 28(4)：462-476.

[30] Augusto A C L, Goes P C K, Flores D V, et al. Imaging review of normal and abnormal skeletal maturation [J]. Radiographics, 2022, 42(3)：861-879.

[31] 陈中荣 . 膝关节骨质增生如何治疗？[J]. 家庭生活指南 , 2020(2)：149.

[32] 周伟君 , 蔡迎峰 , 田天照 . 运动疗法在改善膝关节骨性关节炎患者运动功能及疼痛程度中的作用分析 [J]. 外科研究与新技术 (中英文), 2024, 13：223-226.

[33] 喻娇 , 王艻斌 , 侯美金 , 等 . 超重对膝骨性关节炎患者登梯下肢生物力学的影响 [J]. 中医康复 , 2024, 1：6-10.

[34] Mahmoudian A, Lohmander L S, Mobasheri A, et al. Early-stage symptomatic osteoarthritis of the knee - time for action [J]. Nat Rev Rheumatol, 2021, 17(10)：621-632.

[35] Dantas L O, Salvini T F, McAlindon T E. Knee osteoarthritis: key treatments and implications for physical therapy [J]. Braz J Phys Ther, 2021, 25(2)：135-146.

[36] 陈垕阁 , 王为民 . 关节弹响与推拿所致 "咔哒" 声响的研究进展 [J]. 按摩与康复医学 , 2020, 11：16-18.

[37] 赵振彰 . 生理性关节弹响的实质和临床意义 [J]. 按摩与导引 , 1997(6)：4-5.

[38] 赵雨轩 . 膝关节咔咔响咋回事 [J]. 江苏卫生保健 , 2018(2)：52.

[39] 黄福均 , 张益民 , 王军 , 等 . 膝关节软骨损伤的治疗进展 [J]. 生物骨科材料与临床研究 , 2021, 18：61-64.

[40] 代岭辉 . 膝关节软骨损伤修复重建指南（2021）[J]. 中国运动医学杂志 , 2022, 41：249-259.

[41] 陈兴真 , 段国庆 . 膝关节软骨损伤的手术治疗进展 [J]. 济宁医学院学报 , 2020, 43：432-436.

[42] Krych A J, Saris D B F, Stuart M J, et al. Cartilage injury in the knee: Assessment and treatment options [J]. J Am Acad Orthop Surg, 2020, 28(22)：914-922.

[43] 徐江 , 杨志金 , 徐雁华 , 等 . 打响肩关节保卫战：肩关节脱位防治与康复 [J]. 创伤外科杂志 , 2024, 26：719-721.

[44] 陈岳明 , 邓婷 , 唐琪 , 等 . 关节镜下自体髂骨植骨双袢弹性固定治疗复发性肩关节前脱位合并关节盂巨大骨缺损 [J]. 中国修复重建外科杂志 , 2023, 37：533-537.

[45] 康育豪 , 赵金忠 . 肩关节前向不稳的研究进展 [J]. 中国研究型医院 , 2024, 11：56-63.

[46] 姜春岩 . 复发性肩关节前脱位治疗的研究进展与热点问题 [J]. 骨科临床与研究杂志 , 2022, 7：59-64.

[47] 何勇 , 刘威 , 王大明 , 等 . 肩周炎疼痛机制研究进展 [J]. 中国运动医学杂志 , 2016, 35：987-990.

[48] 张雪莹 , 陈杰波 , 赵金忠 . 冻结肩的诊治研究进展 [J]. 中国研究型医院 , 2024, 11：21-30.

[49] 向莉 , 宋鸿权 , 杜红根 , 等 . 冻结肩发病的危险因素分析 [J]. 中国现代医生 , 2024, 62：10-12.

[50] 冯敏 , 姬乐 , 段大鹏 , 等 . 中老年人群原发性冻结肩发病的潜在危险因素及手术预测因素的调查分析 [J]. 中华骨与关节外科杂志 , 2023, 16：1028-1032.

[51] 周鑫 , 肖淇丰 , 梁涛 , 等 . 肩关节镜下松解联合快速康复治疗原发性冻结肩的疗效观察 [J]. 中国骨与关节损伤杂志 , 2022, 37：153-155.

[52] 赵李木子 , 钟名金 , 刘雨微 , 等 . 肩袖钙化性肌腱炎的治疗进展 [J]. 中国骨与关节损伤杂志 , 2021, 36：778-779.

[53] 巩亚伟 , 周敬滨 , 高奉 , 等 . 肩袖钙化性肌腱炎诊治误区与对策 [J]. 中国矫形外科杂志 , 2023, 31：127-131.

[54] Bechay J, Lawrence C, Namdari S. Calcific tendinopathy of the rotator cuff: a review of operative versus nonoperative management [J]. Phys Sportsmed, 2020, 48(3)：241-246.

[55] Avendano J P, Pereira D. Treatment of calcific tendonitis of the rotator cuff: An updated review [J]. Orthopedics, 2023, 46(6)：e326-e332.

[56] 薛建刚 , 孙海飚 , 韩晓强 , 等 . 肩峰撞击征诊断与治疗的研究进展 [J]. 中国骨与关节杂志 , 2019, 8：617-621.

[57] Horowitz E H, Aibinder W R. Shoulder impingement syndrome [J]. Phys Med Rehabil Clin N Am, 2023, 34(2)：311-334.

[58] 李锋 . 肩关节镜治疗肩峰撞击综合征的临床效果分析 [J]. 智慧健康 , 2021, 7：62-64.

[59] Liaghat B, Pedersen J R, Husted R S, et al. Diagnosis, prevention and treatment of common shoulder injuries in sport: grading the evidence - a statement paper commissioned by the Danish Society of Sports Physical Therapy (DSSF) [J]. Br J Sports Med, 2023, 57(7): 408-416.

[60] 徐文杰，刘沛东，张城铭，等．肩关节 SLAP 损伤机制与治疗的研究进展 [J]. 实用骨科杂志，2021, 27：335-340.

[61] 冯思嘉，陈俊，张健，等．肩关节不稳与 SLAP 损伤联系的研究进展 [J]. 中国修复重建外科杂志，2022, 36：135-142.

[62] LeVasseur M R, Mancini M R, Hawthorne B C, et al. SLAP tears and return to sport and work: current concepts [J]. J ISAKOS, 2021, 6(4): 204-211.

[63] 方直平，齐玮．"肩"负重任 - 探秘肩袖损伤 [J]. 创伤外科杂志，2024, 26：480-481.

[64] 李晓梅，杨志金，徐江．肩袖损伤的康复之路 [J]. 创伤外科杂志，2023, 25：959-961.

[65] Liu Q, Tang Q, Liao L, et al. Translational therapy from preclinical animal models for muscle degeneration after rotator cuff injury [J]. J Orthop Translat, 2022, 35: 13-22.

[66] 张凯博，唐新，李箭，等．2019 年美国骨科医师学会（AAOS）肩袖损伤临床实践指南解读 [J]. 中国运动医学杂志，2020, 39：403-412.

[67] 梁开鑫，高泽，王军轩，等．三角纤维软骨复合体损伤研究进展 [J]. 国际骨科学杂志，2023, 44：345-348, 357.

[68] Jawed A, Ansari M T, Gupta V. TFCC injuries: How we treat? [J]. J Clin Orthop Trauma, 2020, 11(4): 570-579.

[69] Srinivasan R C, Shrouder-Henry J J, Richard M J, et al. Open and arthroscopic triangular fibrocartilage complex (TFCC) repair [J]. J Am Acad Orthop Surg, 2021, 29(12): 518-525.

[70] 林锋．腱鞘囊肿用什么方法治好 [J]. 江苏卫生保健，2021(9)：25.

[71] 杨晓松．腱鞘囊肿的诊疗思路探讨 [J]. 中国社区医师，2020, 36：43-44.

[72] 王毅，廖怀章．桡骨茎突狭窄性腱鞘炎中西医治疗研究进展 [J]. 湖南中医杂志，2018, 34：164-167.

[73] 李晓梅，杨志金，徐江，等．一网打尽"网球肘"，让疼痛说走就走 [J]. 创伤外科杂志，2024, 26：799-801.

[74] Cutts S, Gangoo S, Modi N, et al. Tennis elbow: A clinical review article [J]. J Orthop, 2020, 17: 203-207.

[75] 马勇．网球肘：治疗、预防与康复训练 [J]. 人口与健康，2024(5)：90-92.

[76] 曾茂兰，王静．踝关节运动损伤应急处理及其康复治疗 [J]. 甘肃医药，2017, 36：25-26, 36.

[77] 刘海霄．篮球运动中踝关节损伤问题的预防 [J]. 当代体育科技，2023, 13：1-4.

[78] 张强，彭亮，巫宗德，等．急性跟腱断裂手术治疗进展 [J]. 中国运动医学杂志，2018, 37：267-272.

[79] 陈华，白雪东，齐红哲，等．跟腱断裂临床循证诊疗指南 [J]. 中华骨与关节外科杂志，2022, 15：321-333.

[80] Xergia S A, Tsarbou C, Liveris N I, et al. Risk factors for Achilles tendon rupture: an updated systematic review [J]. Phys Sportsmed, 2023, 51(6): 506-516.

[81] 徐雁华，徐江，杨志金，等．崴脚的急救与防治 [J]. 创伤外科杂志，2024, 26：318-321.

[82] 江东．崴脚，当心"小插曲"成"大烦恼" [J]. 江苏卫生保健，2021(4)：26.

[83] Ruiz-Sanchez F J, Ruiz-Munoz M, Martin-Martin J, et al. Management and treatment of ankle sprain according to clinical practice guidelines: A PRISMA systematic review [J]. Medicine (Baltimore), 2022, 101(42): e31087.

[84] 白文博，鲁丽蓉，鹿军，等．跖筋膜炎的诊疗进展 [J]. 中华骨与关节外科杂志，2021, 14：805-810.

[85] Pearce C J, Seow D, Lau B P. Correlation between gastrocnemius tightness and heel pain severity in plantar fasciitis [J]. Foot Ankle Int, 2021, 42(1): 76-82.

[86] Rhim H C, Kwon J, Park J, et al. A systematic review of systematic reviews on the epidemiology, evaluation, and treatment of plantar fasciitis [J]. Life (Basel), 2021, 11(12): 1287.

[87] 刘露梅，廖铦，张建新，等．足球踝发生机制的生物力学实验研究 [J]. 中国中医骨伤科杂志，2013, 21：5-6, 10.

[88] Anastasio A T, Lau B, Adams S. Ankle Osteoarthritis [J]. J Am acad orthop surg, 2024, 32(16): 738-746.

[89] 邵祺睿，杨帅，史尉利，等 . 距骨骨软骨损伤的治疗策略研究进展 [J]. 中国运动医学杂志，2024, 43: 647-654.

[90] 马宏垒，付炳金，邓明明，等 . 微骨折与骨软骨移植治疗距骨骨软骨病变比较 [J]. 中国矫形外科杂志，2021, 29: 2224-2229.

[91] Alsager G A, Alzahrani K, Alshayhan F, et al. Prevalence and classification of accessory navicular bone: a medical record review [J]. Ann Saudi Med, 2022, 42(5): 327-333.

[92] 郑伟鑫，梁晓军 . 痛性足副舟骨的临床研究进展 [J]. 中华骨与关节外科杂志，2020, 13: 524-528.

[93] 张进，姜淑云，李阳，等 . 儿童柔韧性扁平足的诊断及防治研究进展 [J]. 中国学校卫生，2023, 44: 946-950.

[94] 黄昭，曲军杰，孙德麟，等 . 3D 打印定制鞋垫治疗儿童扁平足的初步结果 [J]. 中国矫形外科杂志，2023, 31: 471-475.

[95] 张奉琪，张宇，王欣，等 . 距下关节稳定器治疗儿童柔韧性平足症的临床研究 [J]. 足踝外科电子杂志，2022, 9: 1-6.

[96] 邓恩，郭秦炜 . 腓骨肌腱脱位的诊断与治疗研究进展 [J]. 中国运动医学杂志，2018, 37: 535-540.

[97] Park S H, Choi Y R, Lee J, et al. Treatment of recurrent peroneal tendon dislocation by peroneal retinaculum reattachment without fibular groove deepening [J]. J Foot Ankle Surg, 2021, 60(5): 994-997.

[98] 吕昊润，徐海林 . 腓骨肌腱损伤诊疗进展 [J]. 中华骨与关节外科杂志，2020, 13: 341-347.

[99] Li D, Tang Q, Liu Q, et al. Arthroscopic anterior talofibular ligament repair with Internal Brace and lasso-loop technique for chronic ankle lateral instability [J]. Int Orthop, 2022, 46(12): 2821-2828.

[100] 王杰，曾宪铁，马信龙 . Haglund 综合征的诊治进展 [J]. 中国修复重建外科杂志，2020, 34: 518-523.

[101] Zhou S, Li W, Xiang H, et al. Haglund's syndrome: a case description [J]. Quant Imaging Med Surg, 2023, 13(2): 1227-1231.

[102] 袁平，王万春，陈游，等 . 关节镜下手术与传统开放手术治疗臀肌挛缩症的疗效比较 [J]. 中国矫形外科杂志，2006(11): 828-830.

[103] 卢林，吴云龙，陈海诚，等 . 臀肌挛缩微创松解对骨盆矢状面倾斜改变的三维步态分析 [J]. 中国骨与关节损伤杂志，2024, 39: 561-565.

[104] Tang X, Qi W, Liu Y, et al. Arthroscopic C-Shaped Release around the greater trochanter for gluteal muscle contracture [J]. Orthop Surg, 2021, 13(6): 1765-1772.

[105] 于康康，吴毅东，李春宝，等 . 股骨髋臼撞击综合征的诊断与治疗研究进展 [J]. 中国矫形外科杂志，2022, 30: 426-430.

[106] 张浤洸，徐雁 . 髋关节撞击综合征与髋周运动链的相互影响 [J]. 中国运动医学杂志，2023, 42: 733-738.

[107] 胡奎娟，杨文 . 运动损伤中肌肉及软组织损伤的处理原则 [J]. 体育科技文献通报，2021, 29: 17-18.

[108] 卢雅梦，雷静，尤浩军 . 骨骼肌损伤后疼痛机制及非药物治疗研究进展 [J]. 中国疼痛医学杂志，2023, 29: 138-143.

[109] 陈秋屹 . 浅谈核心肌群在运动过程中的作用及其训练方式 [J]. 当代体育科技，2018, 8: 9-11.

[110] 马明磊 . 青少年冰雪运动意外伤害预防研究 [J]. 科技资讯，2021, 19: 184-185, 198.

[111] 方研 . 这些冰雪运动防护知识你知道吗 [J]. 生命与灾害，2022(2): 6-7.

[112] 康乐 . 浅谈体育健身中膳食营养的搭配方法 [J]. 现代食品，2018(2): 30-31.

[113] 张照金 . 膳食营养在健身运动中的合理分配及运用 [J]. 食品与机械，2023, 39: 252.

[114] 周同 . 急性软组织运动伤处理理念的更新与思考 [J]. 当代体育科技，2022, 12: 27-30.

[115] 禚凤官 . 《电离辐射防护与辐射源安全基本标准》GB18871-2002 介绍 [J] 核标准计量与质量，2004(04):41-48.

[116] 张起虹 . 医用电离辐射防护与安全 [M]. 南京：江苏人民出版社，2008.

[117] 张玉 . 外用非甾体抗炎药治疗肌肉骨骼疼痛合理应用多学科指南计划书 [J]. 中国医院药学杂志，2022, 42: 2439-2445.

[118] 熊燕，刘岩，周敬滨，等 . 运动系统损伤外用 NSAIDs 治疗的临床实践指南（2024 版）[J]. 中国循证医学杂志，2024(5): 1-13.